傷寒論がわかる
筍庵の康平傷寒論

山田 光胤

たにぐち書店

はじめに

今の日本漢方は、古方と後世方が渾然融和し、それに若干の本朝経験方が加わって成立している。漢方製剤メーカーの製品を区分けしてみるとそれが分る。その中で、中心になっているのが、古方の処方剤である。

後世方が、中国金元時代以後、特に明時代の医書にもとづいているのに対して、古方は、後漢時代に張仲景が編著した傷寒論に基づいて成立している。

傷寒論という書は、嘗て傷寒と称された急性熱性病（現今の急性感染症と思われる）の治療を論じたものであるが、急性症の治療原則が他の諸病の治療にも共通するところから、江戸期以後、諸病の治療に応用された。

従って傷寒論という書物は、多くの医師、研究者によって、疾病治療の参考書として研究され、今に、多数の著書が遺された。

ところで、今に伝えられた傷寒論は、勿論張仲景の著作そのものではない。この書は、中国の長い時代の間に、世の中から一時失われてしまった。そして、宋の時代になって、散逸した資料を収集し整理して、新たに再編集したものが、今の傷寒論の原本である。その宋時代に出来た原本も今は無く、あるのは明時代に当時残存したと思われる宋時代の書を翻刻したもので、これを（我が国では）宋版傷寒論とよんでいるのである。

江戸期以降、広く読まれたのは、この宋版傷寒論であった。（以後宋本と略称）。

康平傷寒論とは

従来、傷寒論といえば、宋版傷寒論のことであったが、今、日本には、康平傷寒論という独自の異本がある。（以後康平本と略称）。

此の書は、昭和初期に、大塚敬節、竜野一雄の両先生が巷間から発見されたもので、その書の後《あと》書《がき》に康平三年（一〇六〇年・平安時代）の記載があるので、このように呼称された。

ところで、従来読まれてきた傷寒論（宋本）の内容には、著者の原書の文章（原文、本文）のほかに、この書を読んだ後の読者が、原文の解釈や自己の意見、見解などを書き込んだと思われる文章（後人の註、追論）とが、原文と同じレベルで渾然と記載されている。このため、臨床の参考としては至極分りにくくなっている。江戸期以後、多くの学者の研究も、これらの弁別に力点を置いたように思える。

康平本は宋本と較べると、甚だしい特徴がある。

その一は、全巻の文章が、十五字詰と十四字詰と十三字詰に、三段階に分けて条文を区別し、記載してあることだ。

その二は、傍註と嵌註の挿入である（傍註は本文の脇に加筆された注釈文、嵌註は本文の間に加筆された注釈文で、何れも後人の追記）。

その三は、更に康平本には、宋本に記載のない文章が条文中に在ったり、宋本にない条文が、康平本には少なからず在ることだ。

康平本は、初心者が読んでも本文と後註が分別し易い。十五字詰条文はほぼ本文（原文）、十三字詰条文はほぼ後人が追記した註、十四字詰条文はどちらとも速断できにくい文章であるというのは、大塚敬節先生の解説である。

従って、康平本には、傷寒論の原形を窺うことが出来るように思える。おこがましいことを云うが。

ついては、傷寒論の、治療上のルールを見究めたいと思い、これより康平傷寒論を筍庵流に読解する。日常読むテキストは、昭和初期の大塚先生の翻刻本をツムラが再版した手軽な書である。此の本を読みながら、宋本を対比することもある。

ただ、興味のないところや、筍庵流に無益な個所は省略する。

【目次】

傷寒論がわかる

笥庵の康平傷寒論

大陽病を辨ず　上

（宋本の弁太陽病脉証並に治。宋本の太陽病を康平本は大陽病と記す）

▽一条（十五字詰は表記しない）

【読】 **大陽の病たる、脈浮、頭項強痛して悪寒す。**

［解］ 大陽病は、脈が浮（軽く触れて分る脈）で、頭痛がしたり、くびすじがこり、さむけがする。

［コメント］ 風邪のひき初めに多い症状。このほかに身痛、関節痛を伴うこともある。

一般医学がいう風邪症候群初期である。

▽二条

【読】 **大陽病発熱し、汗出で、悪風し、脈緩なる者は、名づけて中風《ちゅうふう》と為《な》す。**

［解］ 太陽病で、発熱あり、自然に汗が出、軽いさむけがし、脈がおだやかな（響かない）病態

は中風という軽症である。

［コメント］　普通のかぜなどのこと。治りやすい。脈で判定するが、或程度習熟がいる。

▽三条

【読】　大陽病、或は已に発熱し、或は未だ発熱せずに、必ず悪寒、体痛、嘔逆し、脈陰陽倶に緊なる者を名づけて傷寒と曰《い》う。

［解］　大陽病だが、発熱前でも、発熱の最中でも、強いさむけがし、からだが痛んだり、嘔吐したりして、脈が軽按（軽くおさえる）でも重按（力を入れておさえる）でも強く触れて、ひびく様な脈の者は、傷寒という。

［コメント］　普通のかぜでなく、重症になるインフルエンザなどである。医学では、ウイルスを検査して判定する。老練の漢方医師は全身を眺め、触れ、特に脈で判定する。

▽一〇条　（十三字詰）

【読】　病《やまい》、発熱有りて悪寒する者は陽に発するなり。熱無くして悪寒する者は陰に発するなり。

陽に発する者は七日に癒え、陰に発する者は六日に癒ゆ。陽数は七、陰数は六なるを以ての故なり。

[解]　発病して、発熱と悪寒があるのは陽熱証であり、熱が無くて悪寒のみあるのは陰証で寒証である。陽証は太陽、少陽、陽明の三陽病に当り、陰証は太陰、少陰、厥陰の三陰病に相当する。判定を誤ると治らない。

治癒する日数は後人の追論で、事実ではない。

[注]　康平本が太陽病を大陽病と表記しているのは、太陽は陽の初めの意だが、大《たい》陽病は体《たい》表の熱証という意味だろうか？

この条文は、後人の追論だが、漢方では必要な点である。

▽一一条（一三字詰）

【読】　大陽病　頭《かしら》痛むこと七日以上に至りて、自から癒ゆる者は、其の経を行《めぐ》り尽《つく》すを以ての故なり。

若し、再経を作《な》さんと欲する者は、足の陽明に針して、経に伝えざら使めれば即ち癒ゆ。

[解]　太陽病なのでその証の一つの頭痛があり、それが七日以上続いても、自然に治ることがあ

る。それは、病邪が三陽経（太陽、陽明、少陽）をめぐりつくしたからである。

若し再び邪が経絡を侵そうとしたならば、足の陽明経に針をして、太陽経から陽明経へ邪が伝わらないようにすれば癒る。

［コメント］　後人の追論・経絡説である。ほんとかな。

▽一五条

【読】　太陽の中風は、脈陽浮にして陰弱（傍註・陽浮なる者は熱自《おの》ずから発し、陰弱なる者は汗自ずから出ず）。**嗇々《しょくしょく》として悪寒し、淅淅《せきせき》として悪風し、翕々《きゅうきゅう》として発熱し、鼻鳴乾嘔する者は、桂枝湯之を主《つかさど》る。**

［解］　太陽病で傷寒の軽症の中風は、脈が軽按で浮、重按で弱で（傍註・陽浮は表熱で発熱する。陰弱だと表虚証なので自汗が出る）、身をちぢめる様なさむけや、弱いが、水をそそがれる様な寒けがし、体表に熱が集まるように発熱し、鼻を鳴らし（鼻炎）嘔きそうだが吐きはしない。これは桂枝湯が主治する。

［コメント］　表熱虚証の方剤である。純粋な桂枝湯証は多くはない。後に出る桂枝加附子湯証が多い。これは、虚証で冷え易いためだろう。

▽一六条

【読】大陽病、頭痛、発熱し、汗出で悪風する者は、桂枝湯之を主る。

[解]　発熱して汗が出るのは、表虚証で強い発汗は出来ない。さむけもする。これは桂枝湯が主治する。

[コメント]　かぜを引いて、熱が出て、汗が少しだが出る者は、葛根湯を用いてはならない。虚証なのだから桂枝湯がよい。後世方の香蘇散もよい。

▽一七条

【読】大陽病、項背強《こわ》ばること几几《きき》、反って汗出で、悪風する者は桂枝加葛根湯之を主る。

[解]　大陽病で、くびすじ背すじがひどく強ばって、さむけするのに、反って汗が出るのは、単なる桂枝湯ではなく葛根を加えた桂枝加葛根湯が主治する。

[コメント]　かぜひきの人が、背や肩のこりを強く訴えることがあり、実証や虚実間の人は葛根湯がよいが、汗が出る人は、脈も浮弱で虚証だから、葛根湯を与えてはならず、本来は桂枝湯証だが、肩こりを考慮して、葛根を加えた本方が主治する。大抵、すぐ効く。

几几《きき》は項背の強わばる様子の形容詞である。大漢和辞典に、几《き》はつくえ、ひじかけ。几几《きき》はさかんなさまとある。

またこの字を、几几《しゅしゅ》と読むこともあるらしい。これは、大漢和に短羽の鳥とある。それが飛びたつ姿という。有名な漢方医師で、これは絶対に几几《しゅしゅ》だと主張して譲らなかった人がある。

▽十九条

【読】　太陽病三日、已に汗を発し、若《も》くは吐し、若くは温針するも、仍《な》お解せざる者は、此れを壊病《えびょう》と為《な》す（嵌註・桂枝之れを与うるに中《あた》らざるなり。其の脉証を観て、何の逆を犯せるかを知り、証に随いて之を治す）

［解］　太陽病の三日目は、まだ発汗剤の適要時期で、それを用いて発汗したが適切でなかった為か効果がなかった。それで病位が変ったかと思って吐剤や温針を用いたがやはり治らない。これは、壊病になって、病症が崩れ、あるべき症状が有ったり無かったりして、病態が異常に変化したのである（嵌註は、これはもはや桂枝湯の証ではない。脈と症状をよくみて、証を判定すべきであるという。）

［コメント］　何の逆を犯したかを知っても、対応法はきまらない。現在の症状をよくみて、証を

判定すべきである。嵌註は後人の論である。

近年、漢方が普及した。それでも治らない難症が専門診療所へ来院する。何病に何湯がよいという従来の知見では治らない複雑な証が増えてきた。漢方治療の基本に従って、証を判定して治療するしか方法はない。

▽二一条（一三字詰）

【読】若し酒客病《や》まば、桂枝湯を与うべからず。湯を得て則ち嘔す。酒客は甘を喜ばざるを以ての故なり。

［解］酒飲みの人が病んだら、桂枝湯をのますな。のむと嘔気が起る。それは、酒飲みは甘味を好まないからであるといっている。

［コメント］そんな馬鹿なと思うような条文である。小生の伯父は、酒も好き、甘味も好きだった。筍庵も若干その気がある。

一三字詰条文で、後人の追記だが面白い。

▽二二条（一四字詰）

【読】　喘家は桂枝湯を作りて、厚朴、杏子を加えるが佳なり。又桂枝湯を服して吐する者は、其の後必ず膿血を吐すなり。

［解］　平素喘咳や喀痰の多い人が病《や》んで、太陽病になったときは、桂枝湯に厚朴、杏子（仁）を加えてのむと佳《よ》いという。対症的に良いであろう。末尾の桂枝湯をのんで吐す者という文章は確信できない。木村博昭翁は、王叔和の錯入だという。

［コメント］　喘咳の多い患者に、対応する処方に、厚朴、杏仁を加えるとよい。後人の註と思われるが参考になる条文である。

▽二五条

【読】　大陽病、これを得て八九日、瘧状の如く、発熱、悪寒するも、熱多く寒少なし。其の人嘔せず、清便自可せんと欲し、一日二、三度発す（嵌註・脉微緩なる者は癒えんと欲すとなすなり。脉微にして悪寒する者は、此れ陰陽倶に虚す。更に発汗し、更に下し、更に吐すべからざるなり。面色反って熱色ある者は、未だ解せざるなり。）**其れ、少しく汗出ずるを得ることあたわざれば、身必ず痒**

し。

桂枝麻黄各半湯に宜し。

[解]　太陽病にかかって八九日経っていれば、少陽病か陽明病、場合により結胸に転じていて、汗、吐、下の治法を用いたかもしれない。そして、瘧・おこり（マラリヤ）の様に、発熱、悪寒が発作状に一日に二、三度起きる。

しかし、寒少なく、清便・大便が自調するので陽明病ではないし、嘔がないので少陽病でもない。やはり太陽病の証が残っていて、熱邪が鬱滞しているものである。しかし桂枝湯などで発汗、解服しようとしても、薬力が弱いためか汗が出ず、身が痒くなる。

汗を出させて癒《い》やすためには、桂枝湯より強い処方が望ましいが、麻黄湯では強すぎるような場合は、両処方の中間の桂枝麻黄各半湯が宜しい。

（嵌註は、湯を服して後、脈が微緩になるのは癒える徴候である。しかし、脈微で悪寒するのは、精気が弱って、陰陽倶虚しているのだから、温補すべきで、誤って汗吐下の方をしてはならない。面色が赤いのは元来は表熱と裏熱を兼ねているものだが、此の場合は表熱のみなので反ってといっている）

[コメント]　もって廻った様な論だが、要するに、劇しい太陽病で、発熱、悪寒が強いのだが脈は浮緊には至らず、葛根湯では発汗力が弱いのだが、麻黄湯では強すぎるから、少し弱くする意味であろう。

小児の感冒などで、桂枝湯では弱いし、麻黄湯では強すぎるなと思われる例に、この方をよく用いている。

▽二九条

【読】　傷寒脈浮、自汗出で、小便数《さく》、心煩、微悪寒、脚攣急するものに、反って桂枝湯を与う（嵌註・其の表を攻めんと欲するは此れ誤りなり）。**之を得て便《すなわ》ち厥し、咽中乾燥、吐逆する者は、甘草乾姜湯を作りて与う**（傍註・以て其の陽を復せ）。**若し厥癒え、足温まる者は、更に芍薬甘草湯を作りて之に与う（宋本は、其の脚即ち伸ぶと続く）。**

若し胃気和せず、讝語する者は、小しく調胃承気湯を与う。

若し、重ねて汗を発し、復た焼針を加え、之を得る者は回逆湯（宋本は四逆湯）之を主る。

［解］　邪が裏に及び易い傷寒で、桂枝湯証らしい脈浮で、自汗、微悪塞があるが、小便数、心煩、脚攣急など裏証、寒証の疑いを兼ねている。これは純粋な桂枝湯証ではない（嵌註・だから表熱を攻めるのは誤りだ）。桂枝加附子湯などの証であろうか。

それを誤って桂枝湯を与えてしまったところ、咽中乾燥し陰の寒の気が胸膈（胃）を塞いで吐逆も起った。このようなときは、（傍註・温薬で陽の気を回復させるがよい）。ただ附子を用いるほどの寒証ではないので温薬の甘草乾姜湯を与えるとよい。

そうすれば厥（足の冷えなど）は温まるであろう。若しそれでも尚脚が攣急しているなら、更に芍薬甘草湯を作って与えるとよい。

また若しも、桂枝湯で表を攻めたところ、邪が裏を侵して内熱実証となり、譫語をするような陽明病になったが、まだ軽症だから、これには調胃承気湯を少し与えるとよい。

若し麻黄湯などで更に発汗したり、焼針したりして攻めたので、陰証が一層重くなって、四肢厥冷などを呈したなら、甘草乾姜湯に附子を加えた四逆湯の主治になる。

[コメント]　複雑な条文だが、理屈は合うので読んだ。芍薬甘草湯は、脚のこむらがえりによく使う。便利な薬だが、これらの証の経験はない。

大陽病を辨ず　中（宋本・弁太陽病脉証并治）

▽三一条

【読】大陽病、項背強ばること几几《きき》、汗無く、悪風するは、葛根湯之を主る。

［解］太陽病で表熱証があり、先の一七条桂枝加葛根湯証に類似して項背が几几《きき》と強ばる。そして悪風するのも表熱証の故である。であるから発熱、頭痛もあるはずだが、これは省略されている。

桂枝湯加葛根湯は表熱虚証で自汗がある、これは無汗で表熱実証を示している。従って脈は浮だが比較的力があって弱ではないはずだが、これも省略されている。

これは、葛根湯の主治である。

［コメント］葛根湯の根拠であるが、省略が多い。

葛根湯証には、大塚先生が発見された腹証がある。

几几《きき》については、先にのべた。

▽三二条

【読】 **太陽と陽明の合病は、必ず自下利す。葛根湯之を主る。**

［解］ 太陽の病位である表熱証の脈浮、頭項強痛、悪寒、発熱と、陽明病の病位である裏（胃）の熱実証の腹満、不大便、讝語、悪熱、潮熱、手足の濈然《しゅうぜん》として汗出ず等の症状が、条文では省略されているが、何れかの症状がなければならない。

このとき、太陽病にも陽明病にもない自下利が現れる。

この自下利は、太陽の熱邪が表を塞ぐので、陽明の濈然として手足から出るはずの汗が出口を失って、裏に迫って下痢になると考えられる。この時、葛根湯で発汗すると、表の熱邪が解散し、下痢が止むという。

［コメント］ 胃腸型の感冒でよくみられ、漢方得意のわざである。患者は、「悪い食物を食べた覚えはないんですが」と云う。ただ、脈浮弱や、脈遅などで下痢していて汗が出る者は、表熱虚証や少陰病であって葛根湯は合わない。

▽三五条

【読】大陽病、頭痛、発熱、身疼、腰痛、骨節疼痛、悪風し、汗無くして喘する者は、麻黄湯之を主る。

［解］太陽病で、頭痛、発熱、悪風し汗無しだが、項背強ばりはなくて代りに身疼、腰痛、骨節（関節）疼痛がある。表熱実証で、葛根湯証より熱邪が重い。脈は浮緊で強いはずである。且、汗無くして喘するのは、熱邪が内に隠《こも》って喘になるもので、これは麻黄湯の主治である。

［コメント］麻黄湯証は、葛根湯証より熱実である。臨床では、葛根湯では発汗せず、病症が改善しないので、麻黄湯にするとよくなるという事がある。

筍庵の下の孫娘は、性格温和で、体格普通（頑健という程でない）だが、幼少期から、感冒で発熱した時は、葛根湯では効果がなく、麻黄湯に変えると、熱が下って治った。大学生になった今でもそうである。外見では分られないが実証のようである。

▽三六条（十三字詰）

【読】大陽与《と》陽明の合病、喘して胸満する者は下すべからず、麻黄湯に宜し。

［解］太陽病の証であるが、表の熱邪が裏にも及んで、陽明病との併病になっている。ただ陽明は軽くて、腹満に至らず、胸満にとどまっている。太陽の喘もある。これには、大便難の陽明

と考えて下剤（承気湯）を用いてはならない。むしろ、発汗すべしと暗示して、麻黄湯が宜しいと云っている。

麻黄湯で太陽病を治癒させれば、陽明の邪も自然に解消し、喘而《し》て胸満の両方が止む。葛根湯で太陽と陽明の合病の自下利が治るのと同じ理であるが、臨床上では少い例で、後人の追論である。

▽三八条

【読】大陽の中風、脈浮緊、発熱、悪寒、身疼痛、汗にし出でずして（**不汗出・発汗剤をのんだが汗が出ないの意**）**煩燥する者は、大青竜湯之を主る。**

〝若し脉微弱、汗出で、悪風する者は之を服すべからず。之を服さば、則ち厥逆し、筋惕《きんてき》肉瞤《にくじゅん》（**筋肉がぴくぴく動く、脱水症状**）**す**（傍註・此れを逆となす）。〟

[注]〝若し脉微弱以下〟の文章は、宋本には無い。

[解]太陽病の中風ながら、表熱実証なので麻黄湯などを用いて発汗を計ったが汗が出ないで、煩躁になった。これは熱邪が一層実証なので、一部裏に及んだのである。これには裏熱清解の効力のある石膏を配した大青竜湯が主治するのである。

若し、脉微弱で、汗出でて、悪風する者は表熱虚証で桂枝湯などの証である。それに此の湯をのませたら（傍註・誤治になって）、手足の厥冷が激しくなり、脱水のため筋肉がぴくぴくと、痙攣するようになる。

［コメント］　大青竜湯は、麻黄湯より一層表熱実証の方剤である。であるから、桂枝湯が合う虚証には用いられないのである。

条文は、十六条の桂枝湯から、本三八条の大青竜湯に至る迄、表熱虚証から遂次表熱実証へと記述が進んでなされている。

若し脉微弱以降の〝内〟の文章は、康平本にあって宋本にはない。宋本と康平本、何れが原本なのか。

▽四〇条

【読】　傷寒、表解せず、心下水気有り。乾嘔、発熱して欬し、或は渇し、或は利し、或は噎《いっ》し、小便利せず、小腹満《み》ち、或は喘する者は、小青竜湯之を主る。

［解］　傷寒で、表熱が解散せず（未だ悪寒、発熱、頭痛、身痛などがあることを省略）平素からある心下の水飲が、病邪に動かされて乾嘔（はきけ）や、咳や、口渇が起ることもあり、時に

は下痢をしたり、噎（むせぶ、千金翼では噫）することもある。小便が出にくく、下腹が張り、時には喘（息切れ）がある。このような症状を併存するものは小青竜湯の主治である。

［コメント］　小青竜湯は、名称が近似している大青竜湯と較べると虚証であるが、一般には虚実間証に用いられ、水飲のため水様鼻汁も多い。唯、極虚の証には麻黄があるので用いがたい。また、大青竜湯は傷寒に用いることが殆んどだが、小青竜湯を傷寒に用いた経験は僅かである。殆ど、雑病の気管支喘息や花粉症などに用いている。

▽四一条

【読】　傷寒、心下水気有り、欬して微喘し、発熱し、渇せず、（傍註・湯を服し已《おわ》って渇する者は、此れ寒気去りて解せんと欲するなり。）**小青竜湯之を主る。**

［注］　発熱し渇せず以下傍註の文章は、共に宋本には無い。

［解］　傷寒が治らず、平素からある心下の水飲によって欬が出る上に水飲上逆で微喘（弱い息切れ）が起き、表証が残っているので発熱もある。しかし、心下に水飲があるために渇はない。（傍註・薬湯をのみ終えたとき口渇を感じるときは、心下の水飲が除かれて、病が解消する微候である。）

これは、小青竜湯が主治をする。

［コメント］　条文の通り小青竜湯の証である。傍註については、よく分らない。

▽四二条

【読】　大陽病、外証未だ解せず、脈浮なる者は、当に汗を以て解すべし。桂枝湯に宜し。

［解］　太陽病で脈浮なのは、表証があってまだ解していない。この時表証といわず、外証といっ て内証に対応する語を用いているのは、裏証の陽明病の証が併存していることを暗示している ものらしい。太陽病の証に、陽明病の証の一部が介在している併病である。このときは、陽明 病であっても、下剤（承気湯）を用いてはならない。先ず表証（外証）を治すのである。ただこ の時強い発汗剤（麻黄湯など）にせず桂枝湯を用いるのがよい。

［コメント］　読の通り。

▽四四条

【読】　大陽病、外証未だ解せざれば、下すべからず（傍註・之を下すを逆となす）**。外を解せんと欲する者は、桂枝湯に宜し。**

[解]　前々条の四二条との関わりの文章である。

太陽病で、表証、外証が未だ解消していないのに、裏実陽明の証が併存している時は、陽明病に対しても下剤を用いてはならない（傍註・若しそうしたことをすると逆治、誤治になり、変証を生じることが多くなる）。

外証を解消しようと思うならば、発汗すべきであるが、初めに一度発汗剤を用いていたり、他の証が併存する併病になったりした時は、発汗力が弱い解服剤の桂枝湯を用いるのが宜しい。

[コメント]　二条にわたっての論である。恐らく、汗、吐、下方を行なう順序を、再確認する為であろう。傷寒論のルールを重視しているのである。

四二条と此の四四条はセットの条文と考えたので、四三条をとばして後廻しにした。

▽四三条

【読】　**太陽病、之を下して微喘する者は、表未だ解せざる故なり。桂枝加厚朴杏子湯之を主る。**

[解]　表熱証の太陽病で、たまたま便秘していたか、或は裏実陽明の証を併存していたのかで、下剤を用いた。この事は、桂枝湯で表証を解すより前だった為誤治になり、気が上逆して胸に

迫って喘（息切れ）を発してしまった。

こうなった時は、表熱を解す桂枝湯に上逆した気を鎮める働きがある厚朴と杏仁を加えた桂枝加厚朴杏子湯が主治するようになる。

［コメント］　条文のような誤治のための変証ではなくても、虚証の人が、風邪で微熱や、さむけがあるとき、脉が浮弱で、息切れや喘鳴を併なえば、此の湯を用いるとよい。桂枝湯の異証、類証と思っている。

▽四五条　（十三字詰）

【読】　**太陽病、先ず汗を発して解せず、而して復《また》之を下すも、脉浮なる者は癒えず。浮は、外に在りとなす。故に癒えざらしむ。今、脉浮なる故に外に在り。当に須く外を解すべし。則ち癒ゆ。桂枝湯に宜し。**

［解］　太陽病を法則通り先ず発汗してみたが、表邪は解散せず、症状が残った。その上、病邪の一部は裏へ及び、腹満、不大便などの陽明病の証を併発したので、下してはならないが、誤って下してしまった。

そうはしたが、病は変化せず、尚脈浮であった。

浮脈の証は表証で、内証の陽明に対する外証である。これを誤って下しても病は癒えない。残っている脈浮は外証で、当然外証を解散すべきである。そうすれば病は癒えるのである。それには、桂枝湯を用いるのが宜しい。

［コメント］　十三字詰条文で、後人の追論であるが、表証の外証があるときは、先ずそれを解消すべきで、それには桂枝湯が宜しいという。太陽と陽明の併病に、先に下剤を用いてはならないルールを示している。

▽四六条

【読】　太陽病、脉浮緊、汗無く、発熱、身疼痛し、八九日解せず、表証仍《な》お在り（嵌註・此れ当に其の汗を発すべし。薬を服し巳《おわ》れば微《すこ》しく除くなり）。**然る所以《ゆえん》の者は、陽気重る故なり。麻黄湯之を主る。**

［解］　太陽病が八九日も経過すれば、一般に、他の病位に変転するものだが、この場合は、変らずに脈浮緊、無汗、発熱、身疼痛等の表実証がある。嵌註で、此れは当然発汗すべきで、そうすれば少しずつ癒えるのだと云う。この場合は、表熱の実証なので、麻黄湯が主治するのである。

［コメント］　脈も他の症状も、表実証を呈しているので、正に麻黄湯の証である。

▽四八条

参考になる条文であるが、此の論稿のはじめに、例として読んでいるので、此処では省略する。

▽四九条　（十四字詰）

【読】　脉浮数なる者は、法当《まさ》に汗を出《い》だして解すべし。若し之を下し、身重く、心悸する者は汗を発すべからず。当に汗出ずれば、乃ち解す。所以然るゆえんの者は尺中の脉微、此れ裡虚せり。須らく表裏を実し、津液自から和せば、便《すなは》ち自から汗出でて癒ゆ。

［解］　脈浮は表熱証である。数は熱証である。従って法則として発汗して表邪を解散すべきである（宗伯翁はこれは麻黄湯証だと云う）。当に自汗が出れば解消する（当自汗出乃解は此処に入れるとよい）。

ところが、便秘を併っていたので下剤をのませたところ、身が重くなり、心中（胸中）で動悸がおきた。これは、脈が微になって分るように、裏が虚したのだから、表と裏を補えば体液が調和して癒える。そのとき汗が自然に出る。

[コメント] 指示はないが小建中湯がよい。後の一〇三条に出てくる小建中湯の条文の次ぎに述べるとよいと宗伯翁は云っている。

当然の法則で、小建中湯の方意であり、参考になる。

▽五〇条（十四字詰）

【読】脈浮緊なる者は、法当に身疼痛すべし、宜しく汗を以て之を解すべし。假令《もし》、尺中遅なる者は、汗を発すべからず。何を以て然《しか》るを知らん。栄気足らず、血少なきを以ての故なり。

[解] 脈が浮緊ならば表熱実証なので、当然身疼痛がある。これは発汗剤で治すべきだ。（注・麻黄湯証を暗示している後人の註か。）

しかし、若し脈が遅だったら、これは裏虚の脈である。こういうときは発汗すべきではない。これは栄気（体内の気）が不足し、血が少ないからである。

[コメント] 小建中湯を暗示し、この通りの正論であり、臨床上、脈が大事なことを云っている

と思われる。〝何を以てか然るを知らん〟はもってまわった後人の言のようだ。

▽五三条　（十四字詰）

【読】　病、常に自汗出ずる者は、此れ栄気和すとなす。栄気和す者は外諧《ととの》はず、衛気《えき》、栄気と共に和階せざるを以ての故のみ。栄は脉中を行《めぐ》り、衛《え》は脉外を行《めぐ》る。復《ま》た其れ汗を発すれば、栄衛和し、則ち癒ゆ。桂枝湯に宜し。

［解］　病になって常に自汗が出て、熱が出ている時でも出ていない時でも止まない。それなのに、栄気は和しているので内臓に異常がない。それでも、自汗が出るのは、外の衛気が虚しているからで、栄気と衛気がうまく調和していないのである。

衛は栄を導いて脈外をめぐり、外を護る。栄は衛に隋って脈中をめぐり内を潤おすのである。ところが今、衛気が虚して栄を導けないので、栄気だけが和しても行く先がなく、衛と和階できない。そのため徒らに汗が自然に出るばかりである。

そういう時は汗を発して、脈中の気を脈外に導き出し、栄と衛を和階、調和させると自汗が止み、病が癒る。それには桂枝湯を与えると宜しい。

［注］　既に麻黄湯等の発汗剤を用いているので、再びこれらの剤で発汗させると、表が虚して津液を失うようになる。そのため、こういう場合は解肌剤（穏やかな弱い発汗剤）で表を補いつつ邪を散じるとよいといっている。

［コメント］　本条は後人の註で、分りきったことに念を入れているようだが、桂枝湯が、栄衛、表裏の気を調和する大切な方剤だと分る。

▽五七条　（十四字詰）

【読】　傷寒汗を発し已《おわ》って解し、半日許《ばか》りにして復《また》煩し、脈浮数の者、更に汗を発すべし。桂枝湯に宜し。

［解］　傷寒に麻黄湯を与えて発汗し、一旦解熱したが半日ほど後又煩した。これは熱の再燃だが、この太陽病に限らず、他の病位でも起る。ただ、この場合は脈浮数で、太陽の病位がまだ残っていることが分る。

そういう時の治療は、更に発汗すべきだが、既に麻黄湯等の発汗剤を用いているので、再度これらの強い剤で発汗させては、表が虚し、津液を失う。そこで弱い解肌剤の桂枝湯で表を補いつつ邪を散ずるのがよい。

［コメント］　後人の註で、当然な事ではあるが、念を入れるため読んでおいた。

▽五八条（十四字註）

【読】凡そ病、若《も》くは汗を発し、若くは吐し、若くは下し、若くは津液を失う。かくの如き者は、陰陽自ずから和せば則ち必ず自ずから癒ゆ。

［解］　凡そ種々な病（三陽病の何れか）に対して、発汗、吐、下の治法を行へば、（宋本には、次いで亡血の二字がある）、それらの治法のために津液（体液）を失い体力を損亡する。そういう時でも陰陽が自和すれば、病邪が去って病が自然に治療することがあるということを論じた後註で、自然治癒する場合のメカニズムでもある。

［コメント］　大塚先生は、このときの陰陽は、表裏を込めて、更に広い意味にとる方がよいとのべられている。

病気が自然に、何となく治ることがある。筍庵の考えも同じである。

▽五九条　（十四字詰）

【読】　発汗の後、身疼痛し、脈沈遅の者は、桂枝加芍薬生姜各一両人参三両新加湯之を主る。

［解］　傷寒の太陽病を、法則通り発汗した。その後、本来ならば太陽の証は去るはずなのに、依然として身疼痛が残っている。そして太陽病の脈浮緊が沈遅に変った。これは発汗のため津液と血を損耗し、血気が虚したことを示すものである。従ってこの身疼痛は表熱証のものではなく、太陽の病邪が陰位に陥いろうとしていることをこの脈が示しているのである。そこで血を湿《うるお》し、陰の気を補い、陽気を増し、少陰病に落ち入るのを防ぐため、身疼痛を癒す効のある滋潤剤の芍薬、人参と陽気を回らす生姜とを加えた桂枝加芍薬生姜人参湯で主治するとよいのである。

［コメント］　臨床では経験がないが、裏の虚寒が、附子を加えた桂枝加附子湯を用いるよりは軽い場合に、この方剤がよいと分る。参考になる。

▽六〇条

【読】　汗を発して後、喘家（宋本には喘家の二字無）には、更に桂枝湯を行《あた》うるべからず、汗出で

て喘し、大熱無き者は、麻黄杏仁甘草石膏湯を与うるべし。

［解］　表熱証を法則通り発汗した。それで、発熱悪寒などは消退したが、平素、喘鳴のある人だったせいで、その後、喘（喘鳴、息切れ）が余症として残った。しかし、こういうときには桂枝湯を再度与えてはならない。一般に、表証が残ったり、他の陽証が合併したりしたときには先ず桂枝湯を用いるのが原則であるが、この場合にはそうしてはならないのである。

汗が出て、喘があるのは、裏証の為で、大熱即ち体表の熱ではないのである。こういう者には麻黄杏仁甘草石膏湯を与えるとよい。

［コメント］　麻黄甘石湯の基盤ではあるが、この条文だけでは麻黄甘石湯の証は分らない。

▽六二条　（十三字詰）

【読】　発汗後、其の人臍下悸する者は、奔豚をなさんと欲す。茯苓桂枝甘草大棗湯之を主る。

［解］　発汗過多の後、臍下から動悸が上衝して心下部に迄衝き上り、時には失神状態になったり、痙攣状態になる発作（奔豚）には、桂枝甘草湯に茯苓大棗を加えた茯苓桂枝甘草大棗湯が主治をする。

［コメント］　十三字詰条文で、後人の追論であるが、現今の精神神経発作、過換気症候群（パニッ

ク障害）などに応用できそうで面白い。

▽六三条（十四字詰）

【読】

発汗後、腹脹満する者は、厚朴生姜半夏人参湯之を主る。

［解］　太陽病を法に従って発汗した。その後、表熱証は解消したが、裏が虚して変証になって、胃腸機能が低下し、腹が脹満になった。この膨満は虚満なので、吐下してはならず、厚朴生姜半夏人参湯で、気滞を散じ、胃腸機能を正常に高めて脹満を治るのがよい。

［コメント］　この腹脹満は、胃腸機能が弛緩して、腸内ガスを排出できず停滞したため、腹部が膨満したものであろう。

平素体質虚弱な人が、太陽病の表熱虚証になったとき、緩和な桂枝湯を用いずに、発汗剤で発汗したので、弱い裏が一層虚して変証になったものであろう。

雑病だがこういう経験がある。

虚証の壮年男子が、十二指腸潰瘍や機能性胃腸症（胃アトニー）で、腹満、胃痛、胃液吐出、便秘等で悩むので、漢方治療をしていたが、あせった患者が某病院へ行き、幽門狭窄といわれ、弛緩下垂していた胃を切除し短くしたが、結果は余り好くならないので、癒着による障害として再手術をうけた。するとその後、癒着が一層ひどくなったようで、腹脹満となり、水も飲めず、飲めば嘔吐するので、再び漢方治療をうけに来た。

そこで、厚朴生姜半夏甘草人参湯を処方、投与した。すると、数日で諸症状が改善し、間もなく健康になった。この症例は、くわしいことは拙著に書いた。

この条文、十四字詰であるが、恐らくは元々は本文であろう。

▽六四条

【読】傷寒、若くは吐し、若くは下して後、心下逆満し、気上って胸を衝《つ》き、起てば則ち頭眩し、脈沈緊、汗を発すれば則ち経を動じ、身振々として揺を為す者、茯苓桂枝白朮甘草湯之を主る。

[解]　傷寒で、結胸とみて吐方を行い、裏実不大便が併存するので下剤も用いた。するとその後裏が虚して気が上逆した心下満になり、更に気が胸に上衝して、臥位から起き上ると頭眩し、脈は沈緊になって心下に水飲があることを示した。こういう場合は、茯苓、朮で心下の水飲を除き、桂枝、甘草で上衝の気を降す効のある茯苓桂枝白朮甘草湯が主治する。

ところが、若し誤って再び発汗させると、経脈を動かして血脈の循環に異常を来し、目眩が更に増強して身体がふらつき揺れるようになる。
[コメント] 常用処方苓桂朮甘湯の原方である。金匱要略には、痰飲欬嗽病篇に「心下痰飲有り、胸脇支満、目眩す」となっている。傷寒に用いた経験はない。むしろ雑病に屡々用いている。めまいが主訴のメニエール症候群や、パニック障害などに効果がある。

▽六六条

【読】 **汗を発し、若くは之を下して、病仍《な》お解せず、煩燥する者は、茯苓回逆湯之を主る。**（宋本・茯苓四逆湯）

[解] 表証があるので発汗し、大便難などを伴うので裏実証の併存として下した患者が、病は仍《な》お解せず煩燥するようになったときは、茯苓回逆湯の主治である。
[注] このとき、脈は沈遅、浮大弱、沈遅、微で絶せんと欲す等の虚脈だという。
[コメント] この証は傷寒でも稀であろう。雑病で、下痢が激しい虚証で、四逆湯証になり、且、煩躁を伴なう場合などによいとされている。
茯苓に、このような薬効があるのであろう。

▽六七条

【読】汗を発して後、悪寒する者は虚するが故なり。悪寒せず、但だ熱する者は実なり。当に胃気を和すべし。調胃承気湯を与う。

［解］表熱証を法則通り発汗したが、その後証が変った。その時悪寒が専らで熱が出ないのは表裏が虚したからである。（注・芍薬甘草附子湯の証である。）悪寒しなくてただ熱が出るのは悪熱で、裏実、内実の証である。これは胃腸の機能を調整すべきである。それには調胃承気湯を与えるとよい。

［コメント］表熱証を発汗したのに、予想通りには好転せず、変証になったものである。それが表裏の気が虚す時と、裏実になる場合とがあるので、その対応を暗示し、裏実になった時の処置を論じたのである。

▽六八条

【読】大陽病、汗を発して後、大汗出でて胃中乾き、燥煩して眠ることを得ず、水を飲んと欲すれば少々与え、之を飲みて胃気を和せしむれば則ち癒ゆ。

若し脈浮、小便利せず、微熱、消渇の者は五苓散之を主る。

［解］ 太陽病・表熱証を法則通り発汗したところ、大いに汗が出て表熱の邪は去ったが、後が変証になり、胃中が乾き、口渇になり、煩躁して眠れなくなった。こういう時水を飲みたがれば少し水を飲ませて、胃気（胃の機能、消化吸収能）を調整すれば自然に治って、眠れるようにもなる。

また若し、発汗した後で、脈が浮で、小便が出にくく、微熱が残り、口渇が劇しくて水を飲んでも満足できない消渇になったなら、表邪を散じ且、裏の水飲を除かねばならない。

それには、五苓散が主治をする。

［コメント］ 感冒で発汗した後、変証になった経験はない。ただ、暑熱のため大汗が出た後の口渇や、胃腸型感冒の下痢、尿量減少、口渇には、五苓散を投じて著効があった経験は少なくない。

▽六九条

【読】 汗を発し已って、脈浮数、煩渇する者は、五苓散之を主る。

［解］ 太陽病を発汗しおえたが、表熱が去らず、脈が浮数で、その上煩してくるしく、口渇する

ものは、五苓散の主治である。

［注］　この時、小便不利のはず。若し脉洪大で煩躁するようになったなら白虎加人参湯証である。

［コメント］　五苓散証の脈は、浮緩、或いは浮数がポイントである。

▽七〇条

【読】　傷寒、汗出でて渇する者は、五苓散之を主る。小渇（宋本は不渇）**の者は、茯苓甘草湯之を主る。**

［解］　表裏の証を合併している傷寒が、無汗のはずなのに汗が出る変証で、渇がある（省略しているが脈浮数、小便不利の）者は、五苓散の主治である。渇がない、（脈浮数、小便不利の）者は、茯苓甘草湯の主治である。

［コメント］　渇を挙げて他の症状を割愛している。余り役に立たない。

金匱要略には、消渇小便利淋病篇に、脉浮、小便不利、微熱、消渇の者は宜しく小便を利し、汗を発すべし、五苓散之を主る、とある。

これがよい。

茯苓甘草湯も、これでは証が分らない。

後の厥陰病篇三五三条に、傷寒、厥して、心下悸すは、宜しく先ず水を治すべし。当に茯苓甘草湯を服すべし、とある。これで分る。

▽七一条

【読】 中風、発熱六七日、解せずして煩し、（傍註・表裏の証あり）、**渇して水を飲まんと欲し、水口に入れば吐す者**（傍註・名づけて水逆と曰う）、**五苓散之を主る。**

［解］ 太陽病の中風が、発熱して六七日経過し、一般には少陽病に転じる頃になり、煩して苦しがり、のど渇して水を飲みたがり、（傍註で発熱の表証と口渇の裏証があり）、水を口に入れるとすぐ吐いてしまう（傍註でこれを水逆と名づけるという）。五苓散の主治である。

［コメント］ 長男が幼少期に、胃腸型感冒になり、まさにこの症状を呈したのを、今も、鮮明に覚えている。

▽七四条

【読】 発汗吐下の後、虚煩し眠るを得ず、若し劇しき者は必ず反覆顛倒、心中懊憹す。梔子豉

湯之を主る。
若し少気の者は、梔子甘草豉湯之を主る。
若し嘔する者は、梔子生姜豉湯之を主る。

［解］　傷寒に、発汗、吐方、下方を行った後、前の証（多分に表証など）は去ったが、別の証を生じ、体が虚し、煩し（くるしく）て眠れなくなった。それが劇症になると、展転反倒し、胸中が懊憹で何ともいいがたい不快な症状になる。

若しそのときに、少気で呼吸浅表になったら、梔子甘草豉湯の主治になる。

また若し、嘔吐するようなら、梔子生姜豉湯の主治である。

［コメント］　これらの方の経験はないが、梔子（くちなしの種子）は黄連解毒湯に配合されている。他の薬味と協力するのであろうが、心不安や不快感、不眠などに効果がある。

▽七六条

【読】　傷寒五六日、大いに之を下して後、身熱去らず、心中結痛する者は、未だ解せんと欲せざるなり。梔子豉湯之を主る。

［解］　傷寒で五、六日経過すれば、一般には少陽病、小柴胡湯証などに移るころであるが、不大

便など陽明病の証を一部伴ったためか、大いに下したので、その後変証になった。身熱は依然として去らず、更に胸がつまるように痛む。この解消しない残った邪を消散させるため、梔子豉湯が主治をする。（前条七五条は、煩熱と胸中塞《ふさが》る者で、本条より病熱が軽かった。）

▽七七条

【読】傷寒、下して後、心煩、腹満、臥起、安からざる者、梔子厚朴湯之を主る。

［解］傷寒が（五六日経過し）、下剤を用いた後も邪が残り、胸から腹の中にかけて心煩（むなぐるしく）し、腹満がある。その為静臥できず起き上るがやはり苦しい。これは腹の虚満（ガスの充満）と胸中の邪のためで、これをとり除く効のある梔子厚朴湯が対応するのである。

▽七八条

【読】一段・傷寒、医、丸薬を以て之を下し、身熱去らず微煩する者は、梔子乾姜湯之を主る。二段・大いに之を下して後、復《ま》た汗を発し（傍註・津を亡い）、**小便利せざる者は、之を治すること勿《なか》れ。小便利することを得れば必ず自から癒ゆ。**

三段・之を下して後、復《ま》た汗を発すれば、必ず振寒し、脉微細なり（嵌註・然るゆえんの者は、内外倶に虚するを以ての故なり）。

四段・之を下して後、汗を発し、晝日煩躁、眠ることを得ず、夜にして安静、嘔せず、渇せず、表証無く、脉沈微、身に大熱無き者、乾姜附子湯之を主る。

乾姜附子湯方

乾姜一両　**附子**一枚生用去皮切八片

煎方略

［解］　一段・傷寒の熱が盛んなとき、医者が誤って巴豆、甘遂等熱薬の丸薬で大いに下したが、身熱去らず、更には微煩した。これは内が虚したものであるが、煩が微煩で、梔子豉湯証より軽いので、香豉を去り乾姜を加え、虚を補って熱を解する梔子乾姜湯が主治する。

二段・不大便の裏証を伴うので下剤を多用した処、邪は衰えたがまだ外証が解しない。それで再度汗を発した。そこで内外の邪は尽きたが、小便不利の津液亡失になった。このとき殊更利尿剤など服して小便を利することはしない。穀気が漸次充ちれば、津液が回復して小便は自ずから利し、自然に癒える。これは宗伯翁の解説である。

三段・太陽と陽明の併病に対して、治療のルールである先汗後下の方を誤まり、先下後汗をしたので、病は癒えず、劇しい悪寒がして体がふるえ、脉は少陰病の微細になった。これは内外俱虚したためである。このときも前段同様に薬を与えるべきではない。

四段・太陽と陽明の併病に、治療のルールを誤まって、先に下し後に発汗したので（表裏俱に虚して少陰病となり）、昼間は煩躁して眠れないが、夜になると陰証の煩躁が止み静かになる。少陽の証の嘔がなく、陽明の証の渇もなく、表証の残存もない。脈は沈微で身に体表の熱のない少陰病には、乾姜附子湯が適応する。

［コメント］　治療のルールを誤った誤治の証を、るるとのべている。

康平本は一段〜四段が一条に含まれているが、宋本は夫々別々の条文になっている。

▽七九条

【読】　太陽病汗を発し、汗出で、解せず、其の人仍《な》を発熱し、心下悸、頭眩、身瞤動し、振々として地に擗《たお》れんと欲する者は、玄武湯（真武湯）之を主る。
［解］　太陽病の証を法則通り、麻黄湯などで発汗し、汗が出た。しかし病は治らず、依然として発熱している。そして心下部で動悸がし、めまいがして、身体がぴくぴくと痙攣し、ゆらゆら揺れて倒れそうになる。これは、少陰病に転じたものであり、玄武湯（宋本・真武湯）の適応症である。

▽八五条（十四字詰）

【読】汗家は重ねて汗を発すれば、必ず恍惚として心乱れ、小便已《おわ》って陰疼む。禹余粮丸を与う。

［解］　平素発汗が多い（汗かきの）人は、表熱証を解散しようとして重ねて（何回も）発汗をすると、心が虚し、恍惚となって心乱れ（意識が明瞭でなくなり）、下焦が水分を失うので小便した後陰茎が渋痛する。禹余糧丸がよい。

［コメント］　脱水状のとき、精神異常と排尿痛が起ることがあるという論。後人の追論であるが、発汗治療の際の参考になる。「禹余糧丸を与う」は衍文といわれる。

▽八八条

【読】傷寒医之を下し、続いて下利を得、清穀止まず、身疼痛する者は急に当に裏を救うべし。後身疼痛し、清便自から調う者は、急に当に表を救うべし。裏を救うには回逆湯に宜し。表を救うには桂枝湯に宜し。

［解］　傷寒の表証で、悪寒、発熱、身疼痛があり、且、裏証の不大便を伴なう。こういう場合は先ず表を治すべきなのに、医者が誤って先に下剤を用いたところ、薬効がなくなっても下痢が

続き、完穀下痢になり、軽い身疼痛もあった。これは、裏が虚し寒となったので急に救うべきである。大便が平常に調った後も尚身疼痛が残っていれば、急にそれを救うべきである。
裏を救うには回逆湯（四逆湯）が宜しい。表を救うには桂枝湯が宜しい。

［コメント］　傷寒治療のルールを誤ったので、陽証が陰証に変るものと、尚も表証は残るが、その場合は、緩かな解肌《げき》剤、桂枝湯を用いるというルールを論じている。

▽八九条 （十四字詰）

【読】　病、発熱、頭痛し、脈反って沈なる者、若し差えず、身体疼痛するは、当に其の裏を救うべし。回逆湯に宜し。

［解］　太陽病とも少陰病とも決《き》めがたい病状で、太陽病を思わせる発熱頭痛がある。しかし、太陽病ならば脈は浮であるのに、反って沈で少陰病の脈を呈している。
これを、太陽と少陰の併病と考えて、麻黄細辛附子湯や麻黄甘草附子湯で、軽く発汗させると治癒したのに、今は尚も身体（躯幹と四肢）が疼痛する。これはまさに裏の虚寒で、少陰病そのものである。其の裏を救うべきである。それには、回逆湯が宜しいのである。

［コメント］　太陽病を疑わせるような、微妙な少陰病の例である。

▽九三条　（十三字詰）

【読】太陽病、発熱し汗出ずる者は、此れ栄弱く衛強し、故に汗出でしむ。邪風を救はんと欲する者は、桂枝湯に宜し。

［解］太陽病で発熱し、汗が出るのは、表虚、桂枝湯の証である。この汗が出ることを、一五条の傍註で「陰弱（脈を重按すると弱くて触れにくくなる）の者は、汗自ずから出ず」とのべ、自汗の根拠となっている。

この条文の栄衛の論は、自汗のメカニズムを論じた後人の註で栄（内の気）が弱く、衛（外の気）が強いので汗が出るというのである。

▽九四条

【読】傷寒五六日、（傍註・中風）、**往来寒熱、胸脇苦満、黙々として飲食を欲せず、心煩喜嘔、或は胸中煩して嘔せず、或は渇し、或は腹中痛み、或は脇下痞硬、或は心下悸し、小便利せず、或は渇せず身に微熱有り、或は欬す者、小柴胡湯之を主る。**

［解］表証の太陽病が、中風で緩除な経過なので、五六日経って、少陽病に転じた。熱型は悪寒

と熱が交互に起る往来寒熱になるが（多くの場合微熱ていどになる。）そして胸脇苦満を生じ、気分が重く黙然としてだまりこくり、飲食したがらず、心煩（むなぐるしさ）や、喜嘔（しばしば嘔気）し、時にはのどかわきし、時には腹痛し、時には脇腹がつかえて硬くなり、時には心下部で動悸がし、小便の出がわるく、時にはのどかわきしないのに身熱で熱が内にこもり、時には咳が出る。このような場合は小柴胡湯の主治である。

［コメント］感冒などで数日経つと、熱は余り出なくなったり、往来寒熱になり、大抵は咳が出るようになる。胸の辺が不快で、嘔気を伴う。太陽病の浮脈が沈脈に変る。

このとき、小柴胡湯が奏効する。大抵二、三日で、長くて四、五日で治るのが普通である。

本条文は、小柴胡湯の正証といえる。

▽九五条（十四字詰）

【読】 **血弱く、気盡き、腠理《そうり》開き、邪気因って入り、正気と相搏ち、脇下に結ぶ、正邪分争、往来寒熱休作時有り。嘿々**（宋本、黙然）**として飲食を欲せず、蔵府相違《たが》い**（宋本は連り）**其の病**（宋本・痛み）**必ず下《ひく》し、邪高くば病**（宋本・痛み）**下《ひく》し。故に嘔せしむるなり。小柴胡湯之を主る。**

[解]　繁雑だが面白いので次の様に解釈してみた。

気血が衰えて、腠理（皮膚の孔）が開いてしまい、そこから邪が体内へ侵入した。そして元来の正気と相争って、脇下に結ばれた。正気と邪気が相争そうので、悪寒したり、熱が出たりし、それが発作状になって時々起る（休作時有り）。又黙然としてだまりこくり、飲食しようと思わない。蔵の気（陽）と腑の気（陰）が調和しないので、嘔になる（其の病必下、邪高病下とあるのは理解できない）。

これは、小柴胡湯が主治する。

[コメント]　後人の註である。胸脇苦満、往来寒熱、食欲不振、嘔などの証が起るメカニズムを論じている。

ただ、小柴胡湯は少陽病の方で、半外半裏の証（科学的にみれば、気管支と胃に炎症が及んだ症候群）に対応するのである。

▽九七条　（十四字詰）

【読】　**病を得て六七日、脈遅浮弱、風寒を悪《にく》み、手足温、医二三之を下し、食すること能はず、而して脇下満痛、面目及身黄、頚項強ばり、小便黄なる者に、柴胡湯を与うれば、後必ず下**

重す。

［解］　発病して六七日経ち、一般には少陽病の病位になるが、このとき脈が浮弱で風寒を悪《にく》み桂枝湯証を思わせる。しかし手足温で（身は熱せず）、脈が遅なのは、表熱証ではなく裏寒証の太陰病である。太陰病篇二八一条（十四字詰）に「傷寒脈浮而緩、手足自温者、繋《かかりて》在太陰当発身黄」と在る通りである。

太陰病は下してはならず二七六条末尾に「若下之必胸下結鞕」と戒めている。それを、医者が誤って二三回も之を下した。そのため脇下満痛し、食べられなくなり、顔も身体も黄疸になり、頚項が強ばって小便が黄色で出にくくなった。

脇下満痛や頚項の強ばりは、小柴胡湯証を思わせるがそうではなく、太陰病を誤下したため裏が一層虚したもので、温補しなければならない。それを柴胡湯（小柴胡湯など）を与えて攻めれば、大便が出そうで出ない下重になる。

［コメント］　陽証に似た陰証・太陰病があることと、それを誤下したり、柴胡湯を与えたりする誤りを戒めた論である。臨床上、多くはないと思うが、治療上のルールと考えて読んでみた。

▽九九条

【読】 **傷寒四五日、身熱、悪風、頚項強ばり、脇下満、手足温にして渇する者、小柴胡湯之を主る。**

[解]　熱邪が表を侵しているが、裏にも及び易い傷寒であるが、このときは進行が速くて四五日で少陽病類似の証に転じた。

しかし、身熱と渇は陽明病の証を思わすし、悪風、頚項の強ばりで表熱太陽病の証を思わす。更には脇下満で少陽病の証をうかがい、手足の温では三陽の合病と考えられる。

三陽の合病は、汗吐下を禁じ、白虎湯又は柴胡湯で邪を清解すべきである。此の条では裏熱が劇しくなく比較的緩和なので、白虎湯を用いず、小柴胡湯の主治としたのである。

[コメント]　錯雑した三陽の合病の例である。此処でも、治療のルールを見ることになる。唯、臨床では多くはないであろう。

▽一〇〇条

【読】 **傷寒、陽脉濇陰脉弦なるは**（傍註・法当に腹中急痛すべし）、**先ず小建中湯を与え、差えざる者は小柴胡湯之を主る。**

[解]　邪が裏に及びやすい傷寒（劇しい熱症）にかかった。その時、軽按では濇のしぶる様な脈

で、血虚の、血少なく正気が外へめぐり難いことを示し、また重按では弦の、張りつめた様な脈で、裏の拘急を表していた。（傍註で、そのような時は、法当に、法則として、必然的に腹中急痛の急迫的な痛みがあるものだが、痛みがない場合でも）この様な脈の証に対しては、先ず小建中湯を与えて裏を救うのがよい。そうしても傷寒が癒えなければ、改めて小柴胡湯で主治をする。

［コメント］ 血気の虚弱な人や、血気のめぐりがわるいときに、傷寒にかかって、太陽病の表証にならず、発病時から、太陽と少陽の間の証といえる陽脈濇陰脈弦を呈したときの対応である。

雑病で、熱感がなく、腹急痛する時の脈の傾向を暗示してもいる。

▽一〇三条

【読】 **傷寒二三日、心中悸して煩する者は、小建中湯之を主る。**

［解］ 傷寒にかかって二三日の間、悪寒、発熱、頭痛、脈浮緊等の表熱証があって発汗剤の適応症の様であっても、もし心悸亢進がして苦しいのは、虚証の微候である。表を攻める発汗剤を用いてはならない。その様な時は、先ず裏を救う小建中湯で主治し、心悸が治まった後、尚も表証があれば、改めて表を攻めるのがよい。

［注］ 表証がある時でも、裏証の微候があれば、表を改めずに先ず裏を補うべしというルールを

示している。

［コメント］　特にない。

▽一〇四条

【読】　大陽病十余日（傍註・過経）、**反って二三之を下し、後四五日柴胡の証仍《な》を在る者は、先ず小柴胡湯を与う。嘔止まず、心下急、鬱々微煩する者は、未だ解せずとなすなり。大柴胡湯を与え、之を下せば則ち癒ゆ。**

［解］　太陽病になり、病邪が十二経路を周り尽して十余日を経た。その時未だ少陽病小柴胡湯証があったが、裏実陽明病証の不大便なども併存した。これを見て、陽明病に対して承気湯などで二三回下した。これは誤りである。

少陽と陽明の併病は、先ず柴胡剤を用いるべきなのに先に下したのは誤治である。しかしこの場合は、その後四五日経っても、尚依然として少陽柴胡の証がなくならずにあったので、小柴胡湯を与えたのである。しかしそうしても、嘔吐が止まず、心下部が張って硬くて鬱々と胸苦しいのは、小柴胡湯では薬力が弱く不足なので、病邪を解散させ得ないのである。この時は更に、大柴胡湯を与えて下せば治ると論じている（大柴胡湯には大黄がある）。

▽一〇五条

【読】**傷寒十三日解せず、胸脇満して嘔し、日哺所潮熱を発し、已《おわ》って微利す**（嵌註・此れ本柴胡、之を下して利を得ず、今反って利する者は、知る医丸薬を以て之を下せるを、其の治に非ざるなり）。（傍註・潮熱する者は実なり。）**先ず小柴胡湯を服し以て外を解するに宜し。後柴胡加芒硝湯を以て之を主る。**

［解］ 傷寒が十三日経っても病邪解散せず、表裏倶に邪が在る。少陽病証の胸満があり、陽明病証で日哺所、夕方に潮熱がでる。更に、陽明病にないはずの微利で少し下痢をする。けれども潮熱があるので太陰病ではないし、陽明病の大便鞕や不大便でもないこの微下痢は、実は少陽病柴胡の証である（傷寒論陽明病篇二三四条に「陽明病発二潮熱一、大便溏、小便自可、胸脇満不レ去者、与小柴胡湯」とある。）こういう時は先ず小柴胡湯で外証（裏実陽明に対して半外半裏少陽は外証である）を解散させるとよい。

その後、柴胡加芒硝湯で少陽証と陽明証を兼治せよとある。

嵌註の「――知医丸薬を以て之を下す――」は、後人の註である。宋本はこれらの文章も条文の中に含まれている。従って、条文の解釈が分りにくい。

［コメント］ 少陽と陽明の併病治方を示している。一般に、少陽証を先に治し、陽明証が残って

いれば次いで陽明証を治すため下剤を用いるのだが、少陽証が強い証には、大柴胡湯を用いる。その時は瀉下も伴なう（一〇四条）。
時として、先ず少陽証を治し、次いで少陽と陽明を兼治する法。

▽一〇六条

【読】　傷寒、十三日解せず（傍註・過経）、**時に譫語する者は、熱有るを以てなり。当に湯を以て之を下すべし**（宋本は本条と次の一〇七条を合せて一条とする）。

［解］　傷寒で、病邪が十二経をめぐりおえた過経の十三日に、未だ病邪が解散せず、時折譫語をする。これは裏に邪熱がある陽明病で、裏熱、身熱のある証である。これは当然、湯薬の承気湯で下すべきである。

［コメント］　本条文は、次条に出てくる調胃承気湯の前ぶれで、傷寒論二九条の末尾に、若し胃気和せず譫語する者は小しく調胃承気湯を与うとあるのを受けているといえる。

▽一〇七条（十四字詰）

【読】若し小便利する者は大便当に鞕かるべし。而《しか》して（しかるに）反って下利し、脈調和する者は、知る医丸薬を以て之を下せるを、其れ治に非るなり。

若し自下利する者は、脈当に微厥なるべし。今反って和する者は、此れ内実を為すなり。

調胃承気湯之を主る。

［解］若し、小便が快利する者は、当然大便が硬い筈である。それなのに反って下痢し、脈が調和していて微厥でないものは、医者が熱薬の巴豆類で下したためであることが知られる。これは誤治である。医者の誤治ではなくて自然の下痢ならば脈は微厥の筈である。

それなのに、今、脈が調和していて（沈実等）、下痢しているのは、陽明胃実の証なのである。

これには、調胃承気湯が主治する。

［コメント］条文の意味は、読んだ通りである。要するに、下したため誤治になった証をのべているものである。

条文後半にある「若自下利者、脈当微厥」の厥の脈について、大塚先生が、宋本の弁不可下病篇に、「厥者は、脈初来ること大、漸漸に小たり、更に来るに漸く大、是其候也、」とあると教示されている。

▽一〇八条

【読】大陽病解せず、熱膀胱に結び、其の人狂の如く、血自から下る（傍註・血自ずから下る者は癒ゆ）。其の外解せざる者は、尚未だ攻むるべからず。当に先ず其の外を解すべし。外解し已《おわ》って、但だ小腹急結する者は、乃ち之を攻むるべし。桃核承気湯に宜し。

[解] 太陽病が解消せず、悪寒、発熱、頭痛等の表証が残り、その熱が下腹の膀胱の部位に結ばれ瘀血になったので、其の人は精神異常を呈し狂人のような振舞をした。その時、血が自然に下ることがある（傍註・血が下ると下腹部の瘀血が去って治るものがある）。しかし、血が下っても下らなくても治らず、小腹急結（下腹ひきつれ痛む）するものは、桃核承気湯で攻め下すとよい。しかしその時もまだ外証（表証や半外半裏証）が残っているものは攻下してはならない。先ず外証を解消し（太陽証や少陽証を治し）、外証が去っても尚小腹急結があれば、その瘀血の証を、桃核承気湯で攻めるとよろしい。

[コメント] 瘀血証があるとき傷寒にかかった場合の対応である。本方を傷寒に用いた経験はない。瘀血の証が此処に出るのは、なぜだろう。

▽一〇九条

【読】 傷寒八九日、之を下せるに、胸満し、煩驚し、小便不利、譫語し、一身盡《ことごと》く重く、転側すべからざる者は、柴胡加竜骨牡蛎湯之を主る。（嵌註・本云う柴胡湯に今竜骨等を加える。）

［解］ 病邪が表裏に及び易い傷寒になって八九日も経過し、一般には少陽病か陽明病に転じる頃である。不大便を伴ったので陽明証と思い下剤で下した。そうしたら胸満（心下部膨満）し、煩驚（精神異常でおどろきさわぐ）を呈した。そして小便の出がわるく、精神異常でうわごとを言い、全身がだる重くて寝返りができないようになった。そういう者は、柴胡加竜骨牡蛎湯が主治をする。

［注］ 此の条文の証は、少陽病の変証、壊証で、少陽と陽明の併病といえる。

「腹満、身重く転側し難く――譫語」は、三陽の合病で白虎湯証（陽明病篇二二六条）に通じる。

「身体疼煩し、自から転側すること能はず」は、太陽と少陰の併病で桂枝附子湯証（太陰病下結胸篇一七六条）に通じる。

［コメント］ 本条文は、太陽、陽明、少陽、少陰種々なる病位が錯雑した併病である。病状も繁雑である。

傷寒での経験がないが、雑病では繁用している処方である。
一一二条と一一三条は火逆の証を論じている。十五字詰であるが、博昭翁は「此の条共後人の辞気に似る」とのべ、臨床に無縁と思い省略する。

▽一一四条

【読】傷寒、脉浮、医火を以て之を迫劫《はっきょう》せば（傍註・亡陽し）、**必ず驚狂す。臥起安からざる者は、桂枝去芍薬加蜀漆牡蛎竜骨救逆湯之を主る**

［解］傷寒を病んでいて脈浮ならば、表熱証、太陽病である。これは桂枝湯、麻黄湯等で発汗し、解消させねばならない。それを医者が誤って、火熱をもってこれをおびやかし発汗させると（傍註で陽気を失い）、必ず神経過敏になり、驚きさわぐ様な興奮をして、不安になり、臥たり起きたり動きまわって、安静な状態にできない。これは、桂枝去芍薬加蜀漆竜骨牡蛎湯が主治をする。

［コメント］無

▽一二〇条

【読】焼針で其れを汗せしむ。針処寒を被《こうむ》り、核起りて赤き者は、必ず奔豚を発す。（傍註・気小腹より上って心を衝く者は。）、**其の核上に各一壮灸をし、桂枝加桂湯を与える。**（嵌註・更に桂枝二両を加うるなり。本云う桂枝湯、今桂枝五両を加う。桂を加うるゆえんの者は、能く奔豚気を泄するを以てなり。）

［解］　焼針によって発汗させせた。ところが、表邪が残っている（条文の末尾で桂枝湯を用いることで分る）。そして針痕が核になり発赤する（細菌感染か？）者は、奔豚（発作性心悸亢進など）を発するようになる。（傍註・そうなるのは、気が下腹から胸に向って衝き上るからである。）

そのときの治療は、その核の上に夫々一壮宛灸をして、内服薬として桂枝加桂湯を与えるとよい。（嵌註で、桂枝湯に更に桂枝二両を加え、桂枝五両とする。それは桂枝が、奔豚気という上衝の気をしずめるからである。）

［コメント］　桂枝湯の加味方に、種々な効能があるという論が続いた。

火傷を負って興奮し、泣きさけぶ少女に、桂枝去芍薬加蜀漆竜骨牡蛎湯を与えようとしたが、蜀漆が手もとに無かったので、それを除いて煎じて飲ませた。すると数分後に安静になって就寝した経験がある。

桂枝加桂湯の経験がないが、桂枝にこのような薬能があるらしい。興味がある。

▽一二一条

【読】 火逆、之を下し、焼針に困って煩燥する者は、桂枝甘草竜骨牡蛎湯之を主る。

桂枝甘草竜骨牡蛎湯方

桂枝一両、**甘草炙る**二両、**牡蛎熬る**二両　**竜骨**二両

右四味、水五升を以て煮て二升半を取り、滓を去り、八合を温服す、日に三服す。

[解]　焼針によって火逆になり、煩躁するのは、桂枝甘草竜骨牡蛎湯が主治する。

[方]　省略。

[コメント]　大塚先生が、此の条文は、火逆。下レ之。焼針。の三逆によるものとも、火逆と下レ之の二逆による煩躁ともとれるが、下レ之して煩躁する者に桂枝甘草竜骨牡蛎湯を用いるということには納得がゆかないとのべている。

筍庵は下レ之しての煩躁が分らない。此の処方剤はすごい薬だが経験がない。

[注]　火逆とは、桂枝湯や麻黄湯で発汗して、表熱証を解消すべき処を、火熱や焼針で熱して発汗させて変証になるのが火逆である。

▽一二七条

【読】 大陽病十余日（傍註・過経）、**心下温々として吐せんと欲し、而して胸中痛み、大便反って溏《ゆる》し。腹微満し、鬱々として微煩す。此の時に先だちて自《おのず》から吐下を極むる者は、調胃承気湯を与う。**（嵌註・若し、爾《しか》せざる者は与うるべからず。但だ嘔せんと欲し、胸中痛み、微溏する者は、此れ柴胡湯の証にあらず。嘔するを以ての故に、吐（宋本・吐下）を極むるを知るなり。）

［解］ 太陽病で十余日経てば、傍註で経過といっているように、三陽三陰の病位を次々に経ているはずであるが、此処で「自から吐下を極め」と言っているように、少陽病と結胸の併存に吐方を行い、陽明の併存に下方を充分行っている。それなのに、心下が不快で吐きそうになり、胸中が痛んで、大柴胡湯証を思わせたり、腹が少し膨満して、うっとうしく苦煩し、陽明証を思わせてもいるが陽明病の正証ならば大便硬のはずであるのに、反って軟かい。これは陽明の軽証だからで、調胃承気湯を与えてみるとよいというのである。（嵌註で、若し、先の、吐下の方を経ていない、爾かせざる者は、此らの諸症の、吐きそうになって胸中が痛んだり、微溏があったりしても、それは大柴胡湯証ではなく、調胃承気湯の証なのである、といっている。）

ただ、「嘔するを以ての故に吐を極むるを知るなり」は意味が通じない、錯簡ではないかといわれている。

[コメント]　繁雑、複雑で、文章の前後もあって、分りにくい論である。傷寒論の原文としては珍しい文章だし、臨床的には稀れな証ではないだろうか。

▽一二八条

【読】　太陽病、六七日、表証仍《な》お在り、脉微にして沈、反って結胸せず。其の人狂を発す者は、熱下焦に在るを以て、小腹当に鞕満すべし。小便自利する者は、血下れば乃ち癒ゆ。（嵌註・然るゆえんの者は、大陽、症に随い、瘀熱裏に在るを以ての故なり。）**抵当湯之を主る。**

抵当湯方

水蛭熬《あぶ》る、**蝱虫**翅足去り熬る各三十個　**桃仁**皮尖去る二十箇　**大黄**酒で洗う二両

煎方省略

[解]　太陽病が六七日経てば、一般には少陽病か陽明病の証に変るのだが、此の場合は未だ表証（太陽病）にある。それならば脈は浮脈のはずだが、微で沈だという。脈沈微というのではなくて、軽按で微で、気虚、気鬱の様だが此の場合は熱邪が結ばれているものだ。そして脈を重按すると沈で、陰証の様であるが、此の場合は陽気のふさがれである。これらは、嵌註でいうように、太陽病の症状はあるのに、熱邪が裏に及んで結ばれたからである。

こういう時は、一般には結胸になるのだが反って結胸にならずに、精神異常を呈して発狂した。これは、熱が下焦に陥いって血と結び、瘀血になったからである。

なお、裏に熱があれば小便不利になるはずだが、この例は小便自利している。それは瘀血のためであり、抵当湯の主治になる。

そして、湯を服んで血が下るものもあって、病が癒える。

［コメント］　動物性生薬配合の数少ない処方である。桃核承気湯より病態が重く深いのであろう。臨床の経験はないので、条文を鵜呑みにするより仕方がない。

次条一二九条も抵当湯で、尚一三〇条は抵当丸の論で、十五字詰の傷寒論の本論だが、臨床上余り縁がないので省略する。

大陽病を辨ず　結胸（宋本、下篇）

▽一三二条（十三字詰）

【読】問うて曰く、「病に結胸在り、蔵結有り、其の状如何《いかん》」と。答えて曰く、「之を按じて痛み、寸脈浮なるを名づけて結胸と曰うなり」と。「何をか蔵結と謂《い》うか」。答えて曰く「結胸の状の如く、飲食故《もと》の如く、時々下痢し、寸脈浮、関脈小細沈緊なるを名づけて蔵結と曰う。舌上白胎滑なる者は治し難し」と。

［解］読んだ通りであるが、「之を按じて」とは、膨満した心下を按圧することであろう。寸脈浮で陽証であろう。

蔵結は蔵の気の結滞であろう。関脈沈小細緊で陰証であろう。

宗伯翁は、此の条は――疑らくは王氏（叔和）の添攙《ざん》ならんと、むずかしいことを云っている。

［コメント］結胸の証とは分ったようでよく分らない。太陽病下篇のはじめであるが。

▽一三三条　（十三字詰）

【読】蔵結は陽証無く、往来寒熱せず、其の人反って静か、舌上の胎滑かなる者は攻むべからざるなり。

［解］蔵結は字の如く蔵の気の結滞である。勿論気の流通はなくなる。結胸の状の如く、心下満して按じれば痛む。しかし結胸は胸気の結滞で半外半裏の熱証だが、蔵結は内・裏の虚で寒証である。従って太陽の表証の頭痛発熱がなく、少陽の熱型の往来寒熱がない。

また、結胸は熱証で柔痙の如く（一三六条）で、「頭面揺《ゆら》ぎ、口禁、背反張する（痙湿暍篇五条）」ので躁がしいが、蔵結は陰寒証なので病人は静かで、舌胎は滑かである。この陰証の蔵結は結胸を攻める大陥胸湯などで攻めてはならない。

［コメント］臨床で考えると、これらの論は、筍庵として隔靴掻痒のもとだがしかたがない。何れも十三字詰の後註であるが、一応尊重した。

▽一三七条　（十四字）

【読】結胸の証で、其の脉浮大の者は下すべからず。之を下せば則ち死す。

結胸の証悉《ことごと》く具《そなわ》り、煩燥する者は死す。

[解]　博昭翁の説を註解する。結胸の証は少陽病にあたる。故に脈は沈緊でなければならないが、脈が浮大になったのは熱邪が表に残っていて、裏（半表半裏）へ充分移っていないからで、結胸の症状が出ていても下剤を使ってはならない。誤って下すと、病邪の結が甚しくなって死に至る。

結胸の証が総べて出ていれば、脈沈緊、舌上燥渇、短気、膈内拒痛、心下痛、之を按じて石鞕等があり、煩躁が加われば死に至るものである。

誤治によって死に至るものと、病邪が劇甚で死の転機に至るものを論じている。

[コメント]　十四字詰で、疾病の予後を論じている後人の註である。結胸の症状を翁がそろえているので読んだ。

▽一三八条

【読】　**大陽病、脈浮にして動数**（嵌註・浮は則ち風となし、数は則ち熱となす。動は則ち痛となし、数は則ち虚となす）。**頭痛、発熱、微しく盗汗出で、反って悪寒する者は、表未だ解せざるなり。医反って之を下し、動数変じ、膈内拒痛す。**（傍註・胃中空虚、客気膈を動ず）、**短気躁煩、心**

中懊憹、陽気内陥し、心下因て鞕く、則ち結胸す。大陥胸湯之を主る。若し、大結胸せず、但頭汗出で、余処に汗無く、剤頚して還り、小便利せず、身必ず黄を発するなり。大陥胸丸に宜し。

［解］　太陽病なので表熱証である。従って脈は浮で、発熱するので数でもある。また頭痛もあるほか微し盗汗があり、病邪は少陽にも入っている。しかし、表証が去ったとすれば、無くなるはずの悪寒が反ってあるのは未だ表邪が残っている示しである。要するにこれは、太陽と少陽の併病状態なのである。こういう時は、先ず発汗すべきであるが、医者が誤って下剤を用いたので変証になり、数の脈が遅に変り、胸の下部、腹の上部の膈内で、正邪の気の争いによる痛みを生じ、且呼吸促迫し、もだえ苦しみ、心中に云い様のない苦しさを生じた。

これは、陽の気が内陥したので、其処の邪気が裏へ押し出され、そこに在った水気・水飲と結んで、心下が硬くなる結胸になったものである。これには、大陥胸湯が主治する。

若し、この様な時に、ただ頭汗だけ出て、身体の他の部位には汗が出ず、尿利が減少すると、必ず黄疸になる。この時は（大塚敬節先生の示唆によると、茵蔯蒿湯の証であるが）大陥胸丸でも宜しい。（宋本は宜大陥胸丸の五文字無）

［コメント］　難解な論である。

要は、太陽と少陽の併病を誤治すると、結胸という変証になる。そこで結胸の成因と、微候と、治方を論じたのであろう。

結胸の成因は、汗解すべき証を誤下すると成り、症状は、胸苦しさ、心下の硬満痛、心中懊憹、呼吸促迫等である。治方は、大陥胸湯が主治する。

やや軽症で、黄疸を発するときは大陥胸丸がよいということである。

▽一三九条

【読】　傷寒六七日、結胸熱実、脉沈にして緊、心下痛み、之を按じて石鞕の者は、大陥胸湯之を主る。

［解］　傷寒にかかって六七日経た、半外半裏証の少陽病の時に、前条のような誤下もしないのに邪が強い為裏へ侵入して結胸熱実の甚しい証になった。
脈は沈で緊、小柴胡湯の脈に似ているが、そうではなくて心下が痛む。その部位（心下）を按じて触れると石の様に堅い。
これは結胸で、大陥胸湯の主治である。
［コメント］　結胸の証は、臨床上遭遇することが余り無いので、実感が湧かないが、こういうことがあるのであろう。

［注］　大陥胸湯方。前の一三八条の末尾にある。

大黄六両、芒硝一升、甘遂一銭匕　煎じる。

大陥胸丸方

大黄半升、葶藶半升、芒硝半升、杏仁半升、甘遂と白蜜の煮汁で頓服する。

［コメント］　何れも恐ろしい様な薬の組合せである。

▽一四〇条

【読】　傷寒十余日、熱結んで裏に在り、復《また》往来寒熱する者は、大柴胡湯を与う。但《ただ》結胸し、大熱無く（傍註・大熱無き者は此れ水結んで胸脇に在りとなすなり）。**但《ただ》頭微しく汗出る者は、大陥胸湯之を主る。**

［解］　傷寒になって十余日経てば、（素問の論では邪が十二経を回り終えるが）、大抵の場合、熱邪が裏へ侵入して陽明病になるのが多いのに、復《また》、ところが、反って往来寒熱し、病邪の大半が陽明位ではなくて半外半裏の少陽の病位に在る。これは合病ではあるが三陽合病の白虎湯証ではない。

そこで、少陽の証ではあるが、実証で陽明に近い大柴胡湯を与えて後の経過を看視するのがよい。

しかし、往来寒熱せず、但結胸になり、体表の熱がない、（これは傍註で云うように、大熱がなくて、表証でもなく半表半裏証でもなくて、結ばれた水飲が胸脇に在るのである）。この時は、身体の他部には汗が出ないで、ただ頭にだけ微し汗が出る。これは、大陥胸湯の主治である。

［注］大塚先生は、この条文で、大柴胡湯と大陥胸湯は、病位が同じなのに、病症が異ることが分るとのべている。

［コメント］こういう病態も経験がないので、実感が湧かない。

▽一四一条の前半

【読】大陽病、重ねて汗を発し、而して復《また》之を下し、大便せざること五六日、舌上燥して渇し、日晡所《にっぽしょ》小しく潮熱有り、心胸大煩を発し、心下より小腹に至って鞕満して痛み、近ずくべからざる者は、大陥胸湯之を主る。

［解］太陽病を再度発汗した。これは既に誤治の原因になる。更に又これを下し、体液を失った。ために大便が乾燥し秘結して五六日に至った。

発汗、瀉下をした日数が四五日あったとすれば、始めからは、十余日になる。その日数とすれば、陽明病になる時期である。そして又、舌上が乾燥し、咽が渇き、日暮れに潮熱を発して、正に陽明病・大承気湯証を思わせた。

ところが、心胸が大煩で甚だしく苦しく、心下から下腹までが硬くなって膨満し、痛んで手で触れられない程になった。これでは、臍部を中心に膨満する大承気湯の腹証とは異なっている。これはむしろ大陥胸湯の主治である。これは大承気湯と大陥胸湯との鑑別点である。

［コメント］　恐しいような病態である。傷寒論はすごい。

▽一四一条の後半

【読】　少結胸の者は、正に心下に在り、之を按じれば則ち痛む。脈浮滑なる者は、小陥胸湯之を主る。

方、　黄連一両　**半夏**半升**括蔞実**一枚

［解］　前半の大陥胸湯証より病情が緩和な小結胸の者は、病状が上の胸脇と下の少腹の間にある心下に在る。

結胸ならば自ずからは痛まず、按圧すれば痛い、痞硬ならば按圧しても痛くない。小結胸は、

結胸と痞硬の中間で、脈も浮滑で、大陥胸湯の沈而緊（一三五条）より緩和である。

これは、小陥胸湯が主治する。

［コメント］　康平本は大陥胸湯と小陥胸湯を一条で論じているが、宋本は夫々別条で論じている。

いずれも、省略が多くて分りにくい文章である。

▽一四二条

【読】　大陽病二三日、臥すこと能わず、但だ起んと欲し、心下必ず結し、脉微弱なる者は、（傍註・此れ本寒飲有るなり）。**反って之を下すに、若し利止めば、必ず結胸と作《な》る。未だ止まざる者に、四五日に復《また》之を下す。此れ協熱利と作《な》るなり。**

［解］　太陽病になって二・三日目は、まだ表熱証だから、普通ならば起臥が尋常のはずである。それがこの時は、安臥が出来ず、さかんに起き上ろうとして、陽明に似ている。

しかしこれは心下が結して、つまるからである。それが結胸だとすれば、脈は浮緊か沈緊のはずであるが、この時は脈が微弱であった。それは、その人が本からあった裏の寒が、外邪によって心下に結ばれたものなのである。

それを医者が陽明か結胸かと誤って（反って）下すと下痢は止まなくなるはずだ。その下痢が若しも急に止むと、表熱の邪が裏に入って裏寒と結び結胸になってしまう。また四、五日も下痢が止まないのを、病邪が尽きないからだと誤認して、再度下剤で下すと、協熱利になるのである。

［解］　協熱利は、表熱裏寒の下痢で、桂枝人参湯証である。

［コメント］　省略が効いていて、難解な条文なので、大塚先生の講義ノートや、宗伯翁、博昭翁の論を参考にして解釈した。

▽一四三条

【読】　大陽病、之を下し、其の脉促、結胸せざる者は（傍註・此れ解せんと欲すとなすなり）。

［解］　太陽病は汗解すべきものであるのに、違法になる下方をしたところ脉が浮から促になった。それは、下したために裏が虚して、そこへ表の邪が侵入しようとしている兆しである。こういう場合、一般には結胸になるものだが、此のときは結胸にならなかった。（傍註・ということは、脈が促脈になったことで、変証にはならずに、むしろ解せんとする兆しになったのである。）

［コメント］　何故だかよく分らない。

▽一四五条

【読】 **病陽に在り、応《まさ》に汗を以て解すべし。反って冷水を以て之に潠《ふ》き、若しくは之に灌《そそ》げば、其の熱劫《おびや》かされて去ることを得ず。弥更《いよいよ》に益々煩し、肉上粟起《ぞくき》す。意、水を飲まんと欲し、反って少しく渴する者は、文蛤敬を服す。**

若し差えざる者は、五苓散を与う。

若し寒実結胸、熱証無き者は、三物小陥胸湯を与う。（嵌註・白散も亦服すべし。大塚先生注・三物小陥胸湯を玉函には三物小白散とあり、これが正しいのではないかと。）

[解]　病気が陽証、熱証で、汗解すべきと云っている。これは太陽病であろう。誤ってこれに冷水を吹きかけたり、そそいだりして熱をさまそうとすれば、其の熱はおびやかされ、圧迫されて去ることが出来なくなる。そして一層、ますます煩し、苦しみ、皮膚に鳥肌が立ち、水を飲みたいと思うけれども、飲んでみるとすぐ嫌になり、多くは飲めない。こういうものには文蛤散を与えるとよい。

それでも治らないときは、病邪が重いのだから、五苓散を与えるとよい。

若しも、裏に寒がある結胸ならば、三物小白散（三物小陥胸湯ではない）の証である。

[コメント]　経験がないので、実感がわかかない。

▽一四九条

【読】**婦人中風、七、八日、続いて寒熱を得、発作時有り、経水適《たまた》ま断った者は**（傍註・此れ熱血室に入るとなす）。**其の血必ず結す。故に瘧状の如く、発作時あらしむ。小柴胡湯之を主る。**

［解］女性が中風（軽症・感冒等）になって七、八日経たところ、その前から発来していた月経が早めに止ってしまった。

中風の七、八日は、一般には少陽病に入る時期だが、（傍註で、此の時熱が血室に入ったので）、悪寒、発熱が発作的に起きるようになり、瘧（マラリヤ）の様なその発作が、時々くり返し起きた。

こうなった時はもはや中風の初期の太陽病ではなくなって、少陽病になっているのである。そこで、小柴胡湯が之を主治するのである。

［コメント］なし。

▽一五一条

【読】**傷寒六、七日、発熱、微悪寒、支節煩疼、微嘔、心下支結、外証未だ去らざる者は、柴**

胡桂枝湯之を主る。

［解］　傷寒になって六、七日を経た。一般には少陽病に転じる頃であるが、発熱、微悪寒、支節煩疼（痛んでわずらわしい）などの表証がまだあるのに、微嘔、心下支結の半外半裏証も出て来た。これは、半外半裏証に、外証に当る表証が、未だ残存しているのである。

それは太陽と少陽の併病なので、単なる小柴胡湯は用いずに、桂枝湯と小柴胡湯を合せて、柴胡桂枝湯として用い、表と裏の熱邪を同時に治すのがよい。

［コメント］　柴胡桂枝湯は、傷寒に用いることもあるが、雑病に多用する処方である。

▽一五二条

【読】　傷寒五、六日、已に汗を発し、而して復た之を下し、胸脇満微結、小便利せず、渇して嘔せず、但頭汗出で、往来寒熱、心煩する者は（傍註・此れ未だ解せずとなすなり）。**柴胡桂枝乾姜湯之を主る。**

［解］　傷寒にかかって五、六日の後、少陽病に転じる頃である。既に太陽病の表熱証に対する発汗剤を用いたのに病は解していない。そこで裏実証かとも考えて下剤を用いた。このように、発汗したり瀉下したりしたので表も裏も虚して体液が減少した。その為小便の出が少なくな

り、のどが渇いた。そのとき、嘔吐はないものの、胸脇満微結（胸、わきむねが張り膨満してくるしく、気が軽く結滞）し、汗が頭からだけ出て（身体からは出ず）、往来寒熱、心煩（胸部の不調、くるしさ）など少陽病の証があった。（これは傍註でいうように、少陽病が未だ解していないのである。）

そこで、少陽病の証を解消させ、且、体液を潤おし、上衝の気をしずめる柴胡桂枝乾姜湯がこれを主治する。

柴胡桂枝乾薑湯方

柴胡半斤、桂枝三両、乾薑二両、括蔞根四両、黄芩三両、牡蛎二両、甘草二両

［コメント］この条文は、柴胡桂枝乾姜湯証の成因を、論じているのであるが、多くの臨床では、虚証の患者が少陽病になって、口乾と軽い心動悸を呈するとき、小柴胡湯では強いので柴胡桂枝乾姜湯にするのである。

胸脇満微結は、実際の症状として極く軽微な胸脇苦満の腹証と考えて、本方を用いている。誤りはない。

それにしても、傷寒論は、前後する文章が多い。それを読み分けないと理解できない。

▽一五三条

【読】　傷寒五、六日、頭汗出で、微悪寒、手足冷、心下満、口食を欲せず、大便鞕く、脈細なる者は（傍註・此れ陽微結となす。必ず表有り、復た裏有るなり。脈沈も亦裏有るなり。）（嵌註・汗出ずれば陽微となる。假令《もし》純陰結すれば、復た外証有ることを得ず。悉く入って裏に在らん。此れ半ば裏に在り半ば外に在りと為すなり。脈沈緊なりと雖《いえど》も、少陰病為《な》るを得ず。然るゆえんの者は、少陰は汗有ることを得ざるに、今頭汗出ず、故に少陰に非ざることを知るなり。）**小柴胡湯を与うる可《べ》し。設了々《もし》たらざる者は、屎を得て解す。**

［解］　病邪が裏へ及び易いのが傷寒で、それにかかって五、六日経つ頃は、初期の太陽病から少陽病に転じる時期である。ところが、微悪寒、手足冷、脈細など少陰病の症状が現れた。しかし、やはり頭汗、心下満、食を欲せずというような少陽病の症状があり、おまけに大便鞕と陽明病のような症状まである。

これらの症状の中には、少陰病とまぎらわしいものがあるが、少陰病ではないことを傍註、嵌註が論じているわけで、これには小柴胡湯を与えてみて、その後の経過をみるのがよく、それでも何となくさっぱりしない者でも、小柴胡湯の効果で大便が通じると気持よくなるといっているのである。

傍註では、これは陽気が結しているもので、表証があるのであり、また裏証も有るので脈が沈なのが、それを示しているのだという。嵌註では、頭汗・頭から汗が出ると陽気が少なくなる。もしこのとき純粋に陰気だけ結すれば外証はなくなり、寒邪が裏に入ってすべて裏証になってしまう。が、こういう場合が即ち、半ばは裏証で半ばは外証なのである。脈が沈であっても少陰病ではない。そのわけは、少陰病ならば汗は無いはずだが、今、頭汗で汗が出る。であるから少陰病ではないことがわかるといっているのである。

［コメント］　康平本はこの通り本文を読めば条文の意味が分る。

傍註も、嵌註も、分りにくい文章だが、本文をこれで註解しているのである。宋本はこれらの論が、同じレベルで本文に混じっているので、甚だしく分りにくい。

そうとしても、少陰病とまぎらわしい少陽病には、経験がない。しかし、感冒が少し長びいて陰病に変ることがあるので、それらしいがまだ少陽病が残っていることがあるということなので、参考にするとよい。

▽一五四条

【読】　傷寒五、六日、嘔して発熱する者、柴胡の証具《そな》はる。而《しか》るに他薬を以て之を下すも、柴

胡の証仍《な》を在る者は、復《また》柴胡湯を与う。（傍註・此れ已《すで》に之を下すと雖も逆となさず。）**必ず蒸々として振い、却って発熱し、汗出でて解す。若し心下満して鞕痛する者は**（傍註・此れを結〝宋本は結胸〟となす。）**大陥胸湯之を主る。但だ満して痛まざる者は**（傍註・此れを痞となす）。**柴胡之を与うるに中《あた》らず。半夏瀉心湯に宜し。**

［解］　病邪が重く、裏証になり易い傷寒になり、五六日経ち、嘔が始まったが、まだ表証の発熱もする者が、その熱はまだ往来寒熱にはなっていないけれど、柴胡の証が具わっている。

そういう時は小柴胡湯を与えるべきである。それなのに大便難なども伴っていたので、間違えて、他の承気湯などで下した。（傍註でいうように、そうすると一般には誤治になるが、この時は誤治（逆）にならなかった）。その時尚も柴胡の証が続いていれば、これには、柴胡湯（小柴胡湯）を与えるのである。そうするとその結果、蒸々《じょうじょう》として戦慄し、反って発熱し、ひどく汗が出るが、そうすると治るのである。（注・蒸々としてとは、大漢和辞典には純一のさまとある。身熱が汗と共に外に放散することであろう。）

若しも他の薬で下したので、柴胡の証はなくなり、代りに心下部が膨満して硬くなって痛む。それは、結胸になったもので、大陥胸湯の主治になる。但だ、心下部が膨満するだけで痛まない者（傍註・これを痞という）は、柴胡湯を与えないで、半夏瀉心湯を用いるのが宜しいのである。

［コメント］　この条文も繁雑で、臨床的な実感がない。半夏瀉心湯は、雑病に繁用しているが、傷寒論のこういう場面に出ているのが驚きである。金匱要略には、「嘔して、腸鳴り、心下痞す者」（嘔吐噦下利病篇）とある。虚実間証の主として胃腸不調に用いる。

▽一五五条

【読】太陽と少陽の併病、而《しか》るに反って之を下し、結胸と成り、心下鞕、下利止まず、水漿下らず、其の人心煩す。

［解］　十五字詰条文なのに、論旨が断続して一貫しない。そこで宗伯翁の説を参考にして解説してみる。

太陽と少陽の併病は、一四七条（十三字）に「頭項強痛、或眩冒、時如結胸、心下痞硬者は、慎んで発汗すべからず」とあり、一七三条（十三字）には「心下鞕、頭項強而眩者は、――慎んで之を下すこと勿《なか》れ」とあり、二六六条（十四字）には「少陽病――吐下すべからず」とある。即ち少陽病は、併病であっても柴胡剤を用いるべきである。而《しか》るに今之を、反って（誤って）下し、ために、結胸になって心下硬がおきたなら陥胸湯を用いるべきである。若し下痢止まぬ者は、協熱利である。これには桂枝人参湯を用いるのである。

水漿下らず（脱水症で）心煩する者は、五苓散若しくは乾姜黄連黄芩人参湯証である。明の方有執の傷寒論条辨に、「心煩の下に疑らく脱簡が有るのだろう」とある。先にのべた諸処方をのべるべきだというのであろう。

▽一五七条

【読】　大陽の中風、下利、嘔逆（嵌註・表解せる者は、乃ち之を攻むるべし）。**其の人漐々《ちゅうちゅう》として汗出で発作時有り、頭痛み、心下痞鞕して満し、脇下に引いて痛み、乾嘔、短気、汗出でて悪寒せざる者は**（傍註・此れ表解すも裏未だ和せざるなり）。**十棗湯之を主る。**

十棗湯方

芫花《げんか》、甘遂《かんずい》、大戟《だいかん》。

（注・芫花・フジモドキの花。甘遂・中国産、和甘遂はナツトウダイ。大戟・中国産）

［解］　太陽の中風なので邪は軽微だが、平素からある裏の水飲が、外邪に動かされて、下痢、嘔逆になった（嵌注・そこで裏の水飲を瀉して排除すべきだが、表証がある間は、裏を攻めてはならない。表が解したなら攻めるとよい。）ところが更に発作的に発熱し、同時に汗がひどく出て、頭痛も起き、心下が痞硬（つかえてかたくなる）して膨満し、脇下にひきつれて痛み、乾嘔がして、呼吸が

促迫する。汗が出るのに、悪寒がしない。（傍註で表証は既に解したが、裏の水飲が未だに去らないからであるという）。これは、十棗湯の主治である。

［コメント］　十棗湯という処方、経験がないが、恐ろしい感じである。

▽一五八条

【読】　大陽病、医汗を発し、遂に発熱悪寒す。因って復之を下し、心下痞す。（嵌註・表裏但だ虚し、陰陽の気竝びて竭《つ》く。）（傍註・陽無くば則ち陰独《ひと》りなり。）**復た焼針を加え、因《よっ》て胸煩す。**（嵌註・面色青黄、膚瞤なる者は治し難し。今、色微黄、手足温なる者は癒え易し。）**心下痞、之を按じて濡《なん》、其の脉**（傍註・関上）**浮なる者は、大黄黄連瀉心湯之を主る。**

心下痞し、而して復た悪寒し、汗出ずる者は、附子瀉心湯之を主る。

（傍註・本《もと》之を下すを以ての故の）**心下痞に、瀉心湯を与えるも痞解せず、其の人渇して口燥き、煩し、小便利せざる者は、五苓散之を主る。**（嵌註・一方に云う、之を忍ばば、一日にして乃ち癒ゆと。）

［解］　表証の太陽病を法則通り発汗したのに、よくならないで、ひき続き発熱、悪寒するので、医者は陽明病・裏証に転じたかと誤解し、下剤を用いた。すると心下痞になった。（傍註・陽の気

が無くなれば陰の気だけになる。嵌註・表裏共に虚して、陰陽の気が欠亡した。注・何れの註も意味曖昧）それなのに更に焼針を加えた。そのため胸煩になった（嵌註・意味不明なので省略する）。

そこで心下痞の部位を按じてみて、そこが軟かくて、その脈が浮であるならば、それは大黄黄連瀉心湯が主治するのである。

そして又心下が痞《つか》え、一たん止んだ悪寒が、復《ま》た起り、汗が出る者は、太陽病表熱証の悪寒ではなくて陰寒証のものであるから、それは附子瀉心湯の主治である。

そしてまた、心下痞に瀉心湯を与えたが痞が解消せず、加うるに其の人は咽が渇き、口が燥じて苦しさがあり、小便の出が悪くなっている。これは、汗下により津液が欠亡したのだから津液も補なう五苓散の主治である。（嵌註省略）

［コメント］　この条文は、表証に対する汗解が充分適応しなかった上に、誤って下剤を用いた為生じた心下痞への対応を論じたものである。

大黄黄連瀉心湯は、表証が残っていて心下痞になった証への対応である。

この瀉心湯でも心下痞が解消せずに、裏の虚寒に落ち入ったものが附子瀉心湯証である。

更に津液欠亡して心下痞もあるものは、五苓散の主治だというものである。

これら何れの方も、雑病に多く用いている。

［注］　附子瀉心湯　方。大黄二両　黄連一両　黄芩一両　附子二枚

▽一五九条

【読】傷寒、汗出でて解するの後、胃中和せず、心下痞硬、乾噫《かんあい》食臭し、脇下水気有り、腹中雷鳴、下利する者は、生姜瀉心湯之を主る。

［解］傷寒が太陽病の表証だったので、発汗法を行なって表証が去った後に、裏証が残って、胃中和せず、消化機能が調和せずに良くならないので、心下が痞えて硬く、ゲップ（乾噫）をすると食べた物の臭いが出る。脇腹には停水、水飲があり、腹の中で腸内ガスが動く腹鳴りがし、下痢をする。これには生姜瀉心湯で主治をする。

生姜瀉心湯

生姜切四両　甘草三両　人参三両　乾姜一両　黄芩三両　半夏半升　黄連一両　大棗十二枚。

▽一六〇条

【読】傷寒、中風、医反って之を下し、其の人下利すること日に数十行、穀化せず、腹中雷鳴し、心下痞硬して満ち、乾嘔し、心煩して安きを得ず。医心下痞を見て、病盡きずと謂いて復《また》之を下す。其の痞益々甚だし。（傍註・此れ結熱にあらず。）（嵌註・但だ胃中虚し、客気上逆するを以ての故に鞕からしむ。）**甘草瀉心湯之を主る。**

［解］　傷寒（狭義）又は中風は何れにせよ表証は汗解すべきであるが、医者が誤って（反って）下剤を用いた。すると患者は下痢が激しくなり日に数十回に及んだ。穀物・食物が消化せず、腹鳴が甚しく（雷鳴し）、心下部が痞えて硬く張り、嘔きそうな声を発し（乾嘔し）、胸の辺りが苦しくなり安静にできない。

医者は心下の痞を見ると、病邪が盡きず心下に充満していると考え、再び下剤を用いた。すると痞が益々ひどくなった。（傍註で、これは結熱の結胸ではないといい、嵌註で、むしろ胃中虚し消化力低下したので、客邪気が上逆し、心下が硬くなったのだという。）この病状は、甘草瀉心湯の主治である。

甘草瀉心湯方

甘草四両　**黄芩**三両　**乾薑**三両　**半夏**半升　**大棗**十二枚　**黄連**一両

［注］　康平本も宋本も、本方に人参が無く六味である。しかし、金匱要略（百合狐惑陰陽毒病篇）の甘草瀉心湯は、人参三両が有る七味である。（こちらが現今の常用処方である。）

この間の消息が宋本の方後の註にある（康平本は意味やや不明）。

「臣億等、謹んで上の生姜瀉心湯の法を按ずるに、本云う理中人参黄芩湯なり。今、瀉心を以て痞を療《いや》すことは詳かなり。

痞は、痞の気が陰に発するに因っ而《て》生ず。是れ半夏、生薑、甘草の瀉心三方は皆、本理中也。

其の方必ず各《おのおの》に人参有り。今甘草瀉心の中に無き者之《は》を脱落するなり。又、千金、并に外台秘要を按ずるに、傷寒、䘌食《じょくしょく》（虫くい）を治すに此の方を用うるも、皆人参有り。知る。脱落せること疑い無し」と。

▽一六一条

【読】傷寒、湯薬を服すも、下利止まず、心下痞硬して、瀉心湯を服す。已《しこう》して復《また》他薬を以て之を下せるも、利止まず。医理中を以て之に与うるに、利益々甚だし。（嵌註・理中は中焦を理す。此の利は下焦に在ればなり。）**赤石脂禹余粮湯之を主る。**（嵌註・復た止まざる者は当に其の小便を利すべし。）

赤石脂禹余粮湯方

赤石脂一斤　**太一禹余粮**一斤

[注] 赤石脂　原産地中国　ケイ酸塩鉱物・紅色高嶺石　禹余粮　原産地中国　酸化鉱物・褐鉄鉱

[解] 傷寒になって胃実、陽明の証の不大便を伴っていたと思われ、丸薬ではない湯液の下剤を服用したところ、下痢が止まなくなり、心下部が痞えて硬くなったので、瀉心湯（半夏、生姜、

甘草何れかの瀉心湯）を服用した。それでも下痢が止まない。それでは病邪や飲食物の停滞があるかと思って他の下剤で下した。それでも尚下痢が止まなかった。そこで次ぎに医者は裏寒と考え、裏を温めようとして理中湯を投与した。そうしたら、下痢が一層ひどくなった。（嵌註で、理中は中焦、マーゲンの部を整える薬であるが、此の場合は下焦・下部の大小腸の部の不調なのであろうという。）これは、赤石脂禹余粮湯の主治なのである。（嵌註省略）

［コメント］　傷寒論のこの辺りは、一五四条で半夏瀉心湯を、一五八条で大黄黄連瀉心湯を、一五九条で生姜瀉心湯を、一六〇条で甘草瀉心湯と、中焦を調理する方をのべたので、それらの後の一六一条で、下焦を調理する赤石脂禹余糧湯を論じたのであろう。

▽一六三条

【読】　**傷寒、汗を発し、若しくは吐し、若しくは下して後、心下痞鞕し、噫気除かざる者は、施復大赭湯之を主る。**

施復代赭湯方

旋復花三両　**人参**二両　**生薑**五両　**代赭**一両　**甘草**三両　**半夏**半升　**大棗**十二枚

［解］　傷寒なので、表証に対しては汗を発した。又、寒実結胸で熱証のない胃中の停食には吐方

を行った。又、胃実の大便鞕に対しては承気湯などで下したので後の熱は解消された。しかし、心下が痞《つか》えて硬く張り、噫気（おくび）が出るようになった。この証は、施復代赭湯の主治である。

［コメント］　これは胃の消化吸収の調整力が弱ったため、虚気（のみ込んだ空気）が上逆してゲップを瀕発したもので、この虚気を下し胃を調整する処方をのべたものである。

これは、特に誤治の治療ではないが、傷寒を治した後に、体力が低下して、脾気（胃の機能）が弱った状態を回復させるのであろう。経験がないので、実感がわかないが。

▽一六四条（十四字）

【読】　喘家、下して後、更に桂枝湯を行《あた》うるべからず。若し汗出でて喘し、大熱無き者は、麻黄杏子甘草石膏湯を与うるべし。

［解］　平常、息切れや喘咳が出て、喘がある人の表熱証を解したり、大便硬など裏実証も伴っていたものに下剤を用いたりした後は、証が変るが、そのとき喘が残り、汗も出る表証が残っていれば、再度桂枝湯を用いるものだが、汗が出て喘があっても、体表の熱（大熱）がないものは裏証の汗なのだから、再度桂枝湯を与えてはならない。

これは、麻黄湯や大青竜湯の証ではない。麻黄湯の方中から桂枝を去り石膏を加えて、喘と汗を治す麻黄杏子甘石石膏湯にして与え、経過をみるのがよい。

［コメント］　本条は、十四字詰で後人の註と考えられ、主旨も不明瞭で、文体も分りにくいので、宗伯翁の解説を参考にして解釈してみた。

麻杏甘石湯は、臨床で、喘咳激しく、自然発汗を伴なうが、悪寒、発熱はないものに用いられる。

▽一六五条

【読】　太陽病、外証未だ除かず。而《しか》も数《しばしば》之を下し、遂に協熱して利し、下止まず、心下痞鞕す。表裏解せざる者は、桂枝人参湯之を主る。

［解］　太陽病で、表証である外証がまだあるが、その証を除かないうちに、胃実大便鞕などの内証も伴うので下剤を何回も用いた。すると裏が虚し寒を生じて下痢になった。そのとき表証がまだ残っていたので、協熱利となって、下痢が止まず、心下が痞えて硬くなった。

このように、表熱証も裏寒証も解消してない者は、表裏を両解する桂枝人参湯が主治をする。

桂枝人参湯方

桂枝四両　甘草四両　白朮三両　人参三両　乾薑三両

［コメント］　悪寒、発熱していて下痢すれば、桂枝人参湯の証である。桂枝人参湯は、よく使う人参湯に、桂枝を加えただけなのが面白い。

▽一六六条

【読】　傷寒、大いに下して後、復た汗を発し、心下痞して悪寒する者は、（嵌註・表未だ解せざるなり。）**痞を攻むるべからず。当に、先ず表を解すべし。表解せば乃ち痞を攻めるべし。**（嵌註・表を解すには桂枝人参湯〝宋本は桂枝湯〟に宜し。痞を攻むるには大黄黄連瀉心湯に宜し。）

［解］　傷寒が、胃実大便硬などを伴ったので先ず下剤を用いた後、表証も在ったので、誤治である再度の発汗法をした。そのため心下痞となったが、悪寒がまだ在った。（嵌註・この悪寒は表証がまだ解消せずに残っていたのだ。）

こういう者は、痞を攻めてはならない。之は少陽病、柴胡湯の証のようではあるが、まだ胸脇苦満や心下痞硬等の症が具っていないで、心下痞に止どまっているのだ。これは、まだ少陽病、柴胡湯の証になっていないので、先ず太陽病の桂枝湯を与えて表邪を解消させるのがよい。表証が去ったならば、大黄黄連瀉心湯で痞を攻めるのがよい。

[コメント]　本条に康平本には桂枝人参湯とあるが、宋本の桂枝湯のほうがよいと思う。
また、本条は十五字詰条文で、本文のようではあるが、なんとなく釈然としない論で、傷寒論特有の快刀乱麻の感がない。何故だろうか。

▽一六七条

【読】傷寒、発熱汗出でて解せず、心中痞鞕、嘔吐して下利する者は、？（宋本・大柴胡湯之を主る。）

[解]　傷寒で、太陽位にも少陽位にも邪を受けた合病と思われる。これを発汗して汗が出たが、病邪が強いため、発熱が解消せず、心下痞硬より激しい心中痞硬になった。これは、一五九条の「傷寒、汗出でて解せる後――心下痞鞕――生姜瀉心湯之を主る」より病邪が強く症状が激しいらしく、胸中の邪気が上と下を攻めたため、嘔吐、下痢にもなった（康平本は以下無）。
宋本により、大柴胡湯で邪気を駆逐し、胸中を調整すれば、嘔吐、下痢が止み癒えるのである。

[コメント]　難解な論で納得しにくいが、宗伯翁の「論識」と博昭翁の「講義」を参考に、次のように解釈してみた。

病邪が強くて発汗しても表証が解せず、半外半裏の病位に及んだが尚一層症状が激しいので、小柴胡では力が及ばず、大柴胡湯で邪気、病邪を掛い退けるという意であろうか。

臨床では、大柴胡湯を用いる機会は多くない。

▽一六八条（十四字）

【読】病、桂枝の証の如きも、頭痛まず、項強らず、寸脈微浮、胸中痞硬、気咽喉に上衝し息《いき》することを得ざる者は、（傍註・此れ胸中に寒飲有りとなすなり。）**当に之を吐すべし。瓜蒂散に宜し。**

［解］気の上衝があって、桂枝湯証の様ではあるが表熱証の太陽病ではないので、頭痛がせず、項の強わばりもない。ただ、寸脈が少し浮である。この脈は表証のものではない。後でのべる千金方では、胸に寒の有る脈だといっている。そして胸中がつかえ、心下が硬くなり、少陽病の重症の様であるがそうでもなくて、気が咽喉へ衝き上るので呼吸が苦しいのである。このような者は、傍註でもいうように、胸に水飲の寒がつまっているのである。これは瓜蒂散で吐《は》かせれば宜しい。

［注］千金方、巻九、吐すに宜し篇第七に、次の如くのべてある。「病、桂枝証の如きも、頭痛ま

ず、項強《こわ》ばらず、寸脈微浮、胸中痞堅、気上って咽喉を撞《つ》き息するを得ざる者は、此れ胸に寒有りと為《な》す。宜しく之を吐すべし。瓜蒂散方」と。

千金方の文章は、正に傷寒論のこの条文と同じである。

［コメント］　ようやく解釈したが、臨床的には実感がない。

▽一七〇条

【読】　傷寒、若くは吐し、若くは下して後七、八日解せず、（嵌註・熱結んで裏に在り。）**表裏倶に熱し、時々悪風し、大いに渇し、舌上乾燥して煩し、水数升を飲まんと欲す者は、白虎人参湯之を主る。**

［解］　条文に書かれてはいないが、表証を発汗しているはずだ。そして又胸の寒飲を伴っていたのか吐方も行った。又、胃実不大便を伴っていたのか下剤をも用いた。それで表証は去ったが七、八日経た後も傷寒は治らず、証が変った。

裏の熱が甚しいのでその一部は、表証は去ったはずの表に波及したので、表裏が倶に熱した。そして悪風するが、表証のものではないので時々起る。更に大いに渇し、舌が乾燥して苦しく、さかんに水を飲みたがり、一升（一六〇〇ml）もの水をのもうとする。

こういう者は、白虎加人参湯の主治である。

［注］汗吐下の法で体液を損耗したので、裏熱を冷やす白虎湯に、体液を補なう人参を加えたのが此の処方である。

［コメント］白虎湯は三陽の合病に対する処方である。白虎加人参湯は、特に、体液損耗が激しくて裏熱もある証に対応する処方である。

臨床では、血糖亢進の口渇に応用された記録がある。

▽一七一条

【読】傷寒、大熱無く、口燥いて渇し、心煩し、背微悪寒する者は、白虎加人参湯之を主る。

［解］傷寒だが、体表の熱（表熱）はないが、しかし裏熱があるので、口が燥き、のどが渇き、胸が苦しい。背に微悪寒があるのは、裏熱のためのもので表証の悪寒ではない。これは白虎加人参湯の主治である。

［コメント］本条文は、前の一七〇条の論を省略して、再度強調したもののようである。

▽一七二条

【読】　傷寒、脉浮、発熱し汗無く、（嵌註・其の表解せざる者は、白虎湯を与うるべからず。）**渇して水を飲まんと欲し、表証無き者は、白虎加人参湯之を主る。**

［解］　傷寒で、脈浮、発熱、無汗は表熱実証で、麻黄湯証である。嵌註で、そのような表証があるうちは、書いてはないが、陽明病との併病で渇して水を飲まんと欲する裏証を伴っても、このときは白虎湯を与えてはならない。先ず麻黄湯で表を解した後白虎湯を与えるのである。麻黄湯などをのんで表証が無くなったときに、のどが渇いて水を飲みたがったなら、白虎加人参湯が主治するのである。

［コメント］　本条は、始め、二陽の合病を病んでも、白虎湯が用いられない場合もあることと、表証を解したあと、白虎加人参湯を用いる証が出ることを論じているのである。

この辺り、一七〇条～一七二条の三条にわたって、白虎加人参湯を縷々と論じている。

▽一七四条

【読】　大陽と少陽の合病、自下利する者は、黄芩湯を与う。若し嘔する者は、黄芩加半夏生姜

湯之を主る。

黄芩湯方

黄芩三両　芍薬二両　甘草二両　大棗十二枚

黄芩加半夏生薑湯は、右に半夏半升　生姜一両半を加える。

［解］　太陽と少陽の合病である。悪寒、発熱、頭項強痛等の太陽病の表証と、口苦、目眩、脇下痞硬等の少陽病、半外半裏の証の何れかが共存していて、裏証が強くて自下利する。これは、少陽病の治療剤の黄芩湯を用いるとよい。

［注］　若し、太陽と少陽の合病、併病で、表証があって、又、咳、胸脇苦満などの少陽病の上焦の症状が強いものは、太陽と少陽を同時に治す柴胡桂枝湯の証になる。

又若し、太陽と陽明の合病で自下利するものは、太陽病対応の葛根湯が対応する。

そして若し、下痢に嘔を伴なうものは、嘔を治する半夏、生姜を加えて、黄芩加半夏生姜湯が主治するのである。

［コメント］　太陽と少陽、太陽と陽明の合病に、一定した対処方があるわけではなく、その都度の病態の違いによって方を用いるということであろう。

▽一七五条

【読】 傷寒、胸中熱有り、胃中邪気有り、腹中痛み、嘔吐せんと欲する者は、黄連湯之を主る。

黄連解方

黄連三両　**甘草**三両　**乾薑**三両　**桂枝**三両　**人参**二両　**半夏**半升　**大棗**十二枚

［解］　傷寒で、胸中に熱がある。これは少陽の病位に邪があるものである。同時に、胃中に邪気が有り、陽明の病位でもある。そして、腹中が痛む。また、嘔吐しそうになる。これは胸中に熱がある少陽の証である。

則ちこれは、少陽と陽明の合病であり、黄連湯の主治になる。

黄連湯方

黄連三両、甘草三両、乾姜三両、桂枝三両、人参二両、半夏半升、大棗十二枚。

［コメント］　半夏瀉心湯の黄芩を除いて桂枝を加えた。傷寒に対応するよりは、雑病で、半夏瀉心湯証の様で腹痛が強いものに多用している。

▽一七六条

【読】 **傷寒八九日、風湿相搏《う》ち（あつまり）、身体疼煩し、自《みず》から転側すること能わず、嘔せず、渇せず、脈浮虚にして濇《しょく》なる者は、桂枝附子湯之を主る。其の人大便鞕く**（傍注・臍下心下鞕く）、**小便利せざる**（宋本・自利する）**者は、去桂加白朮湯之を主る。**

桂枝附子湯方

桂枝四両　**附子**三枚　**生薑**三両　**大棗**十二枚　**甘草**二両

去桂加白朮湯方

附子三両　**白朮**四両　**生薑**三両　**甘草**二両　**大棗**十二枚

方後の註　省略

［解］　傷寒になって八、九日を経た。一般には半表半裏の少陽証か、裏実証の陽明に転じる頃、そのようにならず外邪と元来の水湿（水飲・水毒）が互に相争って、その為に身体がわずらわしく痛み、自力で寝がえりが出来ない。嘔がないので「一身盡く重く転側すべからず」の少陽の柴胡加竜骨牡蛎湯（一〇九条）ではなく、口渇もないので「熱結んで裏に在り、表裏倶に熱し――大渇――水数升を飲まんと欲す」の三陽合病の白虎加人参湯証（一七〇条）でもない。

そして脈浮虚に而《し》て濇である。この脈は浮虚で表証がまだ残っていて、濇で裏が虚し陰寒証（濇は気血虚）を伴なったことを示す。これには、桂枝附子湯が主治をする。

又、其の様な人は、小便不利のはずであるのに、今小便が自利する（宋本・自利）（康平本は不利で、これは誤りであろうという）。これは、去桂加白朮湯の主治である。

［注］　博昭翁の解説は、「寒湿裏に入れば、小便自利になる、すると大便は反対に鞕くなるのが理である。そこで盛んな裏の湿を白朮で利し、表に働く桂を除いて朮の力を増す」といっている。

［コメント］　条文は実に、複雑、難解な論である。桂枝附子湯は、臨床でも応用することが少なくない。

▽一七七条

【読】　風湿相搏ち、骨節疼煩掣痛し、屈伸することを得ず。之に近づけば則ち痛み劇しく、汗出で短気し、小便利せず、悪風して衣を去るを欲せず、或は身《み》微腫する者は、甘草附子湯之を主る。

甘草附子湯方

甘草二両　**附子**二枚　**白朮**二両　**桂枝**四両

方後　略

［解］　傷寒に感染してその邪を受け、元来の水湿と外邪が相争って諸関節が痛み（疼掣痛し）煩わしく苦しみ、四肢がひきつれて痛むので屈伸することが出来ない。痛い個所に少し手を触れても、ひどく痛みを感じて汗が出、呼吸促迫する。小便の出がわるく、悪風するので着衣をぬぐのを嫌がる。身体に少し浮腫がでる。これは甘草附子湯の主治である。

［コメント］　前条の桂枝附子湯より一層病邪が重い場合という。甘草附子湯は、リウマチ性の筋痛、関節痛や、単純な炎症性の痛みが、激しいときに用いて効果を得る。大抵、服用が短期間で、証が変る。

▽一七八条

【読】　**傷寒、脉浮滑なるは（宋本・此れ表に熱あり、裏に寒あるを以てなり）。白虎湯之を主る。**

［解］　傷寒で、脈浮滑（軽按して触れる浮脈で、且　すべる様に滑らか（口頭で伝え難い、経験を積んで知覚するよりない）なのは、白虎湯の主治である。（これは宋本が云っていることは「浮は表熱、滑は裏熱を表している」、裏に寒有りの寒は熱邪のことである。）

白虎湯方

知母六両　石膏一升　甘草二両　粳米六合

［コメント］　この条文で、白虎湯の脈証を論じ、病位を表裏の熱証と規定している。

▽一七九条

【読】　傷寒、解して後、脉結代、心動悸するは、炙甘草湯之を主る。

炙甘草湯方

甘草四両　**生薑**三両　**人参**二両　**生地黄**一斤　**桂枝**三両　**阿膠**二両　**麥門冬**半升　**麻仁**半升

大棗三十枚

［解］　傷寒が解熱して解消した後、脈が不整脈になって結滞し、動悸を感じる者は、炙甘草湯の主治である。

［注］　脉結について、傷寒論（宋本）辨脉法に、「脉来ること緩、時に一止し、復た来る者を名ずけて結と曰《い》う。脉来ること数、時に一止し、復た来る者を名ずけて促と曰う。脉は陽盛んなれば促、陰盛んなれば結なり。此れ皆病脉なり」とある。

代脉は辨脉法にみあたらない。

宗伯翁は、「結とは縄の結び有るがごとく、脉動、遏止《あつ》（とどめる）の総称なり。代とは替代、更代の義、疎数《そくさく》一ならざるの脉名をづけて代となす。」説は『張会郷全書』中に見《あらわ》る」とのべている。

博昭翁は、「結はほぼ辨脉法の論・略。代は結に似て少し異る。代は更代の義なり。平脉中に於て忽ち軟弱を見《あらわ》し、或は乍《たちま》ち数、乍ち疎、或は断じて復た起きたる等、皆代となす」とのべている。

［コメント］ 宗伯翁の説の典拠は手に入らない。博昭翁の説の典拠は不明である。

脈結代は、広い意味の不整脈と考えて、此の処方の証に当るのがよいと思う。臨床では、そのようにしてきた。

陽明病を辨ず

▽一八二条

【読】陽明の病たる、胃家実是なり。

［解］陽明病は、胃腸に邪熱が充満した病態である。

［コメント］便秘もし、腹内ガスの充満ではなくて、腹部が膨満し充実している。陽明病の定義であるが、胃家実の家の字の意義が不明。

▽一八三条（十三字）

【読】問うて曰く、何に縁《よ》って陽明病を得るかと。答えて曰く、大陽病汗を発し、若しくは下し、若しくは小便利し、此《ここ》に津液を亡《うしな》い、胃中乾燥し、因て陽明に転属す。更衣せず、内実して大便難き者は、此れを陽明と名づくるなり。

［解］　質問します。如何なる原因、機序で陽明病になりますか。答えは、大陽病を法則通り発汗し、若しくは誤治だが下したり、若くは利尿剤を用いたりしたので、体液が欠乏し、胃腸（裏）が乾燥したので陽明病に転じた。それで便通がなくなり、胃腸内に充満し胃実・内実になった。大便難の此の状態を陽明病という。

［コメント］　本条文では太陽病より陽明病に転じる機序の原因、経過をのべているが、病気の自然推移で陽明病になる場合もある。

十三字詰文章で、質疑の問答体でもあり、後人の註文であるが参考になる。

▽一八四条（十三字）

【読】　問うて曰く、陽明病の外証は云何《いかん》と。答えて曰く、身熱し、汗自《おのず》から出で、悪寒せず反って悪熱するなりと。

［解］　陽明病の外に表れる症状はどの様ですかと問うと、身熱があって、汗が自然に出て、悪寒しないで、からだが熱《あ》つ苦しいのだと答えた。

［コメント］　後人の追論であるが、陽明病の証の要点をのべていて参考になる。

▽一八九条（十三字）

【読】傷寒、三日、陽明の脉は大なり。

［解］傷寒で、陽明病になると脉は大である。

［コメント］脈大は脈洪大の意味で、病邪が胃（裏）に実し、熱が極度に盛んなものが陽明でそれを示す後人の註である。三日は素問熱論では「少陽之を受く」であり、難経には「傷寒三日三陽尽くるとなし、三陰当に邪を受くべし」とあるので、何故か分らないが、邪が強い場合かもしれない。ただ、これで陽明病の脈が分る。

博昭翁の説によれば「三陽病は熱証で脈は浮であり、大は浮の至りである」という。

▽一九〇条（十三字）

【読】傷寒脉浮にして緩、手足自から温なる者は、是れ繫《かか》りて大陰に在りとなす。大陰は、身当に黄を発すべし。若し小便自利する者は、黄を発すること能はず。七、八日に至りて、大便難き者は、陽明病となすなり。

［解］傷寒が、脉沈で手足寒ならば少陰病であるが、此処では脉浮を而《し》て緩、手足温でこれは太

陰病だという。条文の冒頭から黄を発すること能はず迄の文章が、太陰病篇二八一条にそのまま記載されている（十四字詰）。

この太陰病は黄疸になるが、小便が自利するときは発黄しないともいう。

また、傷寒で七、八日経ったとき、大便難ならば陽明病であるという。

［コメント］　この条文は、傷寒七、八日に現われる茵蔯蒿湯や麻黄連軺赤小豆湯などとの関連を論じたのかもしれない。

尚、本条以降に、後人の追論が多くみられる。

▽一九一条　（十三字）

【読】　傷寒、陽明に転繋する者は、其の人、濈然《しゅうぜん》として微しく汗出るなり。

［解］　傷寒が、太陽病から邪の一部が裏へ移って陽明病との併病になり、無汗（表熱実証の麻黄湯など）だった表証が有汗の裏証に転変したので、其の病人は濈然として汗が出るようになるが、その汗は微汗である。

［コメント］　大漢和辞典には、濈《しう》は「水が流れ出る。汗が出る」で濈然《しゅうぜん》は「疾いさま、沈むさま」とある。

陽明病の要点の一つであるが、後人の追論である。

▽一九二条 （十三字）

【読】 陽明の中風、口苦《にが》く、咽乾《のど》き、腹満《み》ち、微喘し、発熱、悪寒、脉浮にして緊、若し之を下せば則ち腹満し、小便難なり。

［解］ 陽明病の軽症・中風である。

口苦く、咽乾く少陽病の証がある。又、腹満、微喘の陽明病の証もある。更に、発熱、悪寒、脉浮緊は太陽病の表熱実証である。

この条文は、いわば三陽の合病で白虎湯の適応症のように考えられ、下剤・承気湯は用いるべきではない。また発汗もすべきではない。若し下剤を与えれば、腹満、小便難になると戒めている後人の註。

［コメント］ それでは如何にすべきか、博昭翁は次の如く論じている。

「太陽と少陽の合併病では、太陽証が重くても、桂枝、麻黄（湯）ではなく、小柴胡湯を用うべきである。陽明と少陽の合併病では、陽明が重くても承気湯で下すのではなく、白虎湯を用うべきである。此の条文は、三陽の合病の軽症なので、小柴胡湯が適当である」と。

後人の註で、臨床では不確定な病態だが、興味があるのと、参考になるので読んだ。

▽一九三条（十三字）

【読】陽明病、若し能《よ》く食するは、中風と名づく。食すこと能はざるは中寒と名づく。

［解］陽明病は胃（裏）に病邪を受けた証である。そのとき、能く食すのは、外邪が裏へ侵入した時、胃気が実した胃家実であれば熱になり、熱であれば穀を消化するので「能く食す」ようになる。これを中風と名づける。

ところが、外邪が裏へ侵入したとき、胃気が虚していると、熱にならずに寒になる。寒では穀を消化し得ないので「食すこと能はず」となる。これを中寒と名づける。

［コメント］中寒は陽明病に似ているが、実は太陰病である。陽明は「腹満し、喘し」（二一一条）で、太陰は「腹満し吐す」（二七六条）である。

又、「太陽病では、表証が虚実の違いで有汗と無汗に分れるが、陽明病は、胃気の虚実によって、能く食すと不能食に分れ、中風、中寒の区別になる」ともいう。

後人の註文で、繁雑で分りにくい。博昭翁の解説を参考にして読んでみた。

▽二一一条

【読】 **陽明病、脉遅、汗出ずると雖も、悪寒せざる者。其の身必ず重く、短気し、腹満ちて喘し、潮熱有り。**（傍註・潮熱有る者は此れ外《そと》解せんと欲す。裏を攻むるべきなり。汗出ずる者は、此れ大便已《すで》に鞕きなり。）**手足濈然として汗出ずる者は大承気湯之を主る。**

［解］ 陽明病であるが、太陽病から転変した証である。脈は太陽病の数が遅になり、弱くもない。汗が出るが、悪寒がないので、表証の太陽病ではなく、陽明に転じているものなので、身が重く、息切れの呼吸促迫があり、腹部膨満が胸を圧迫するので喘鳴がする。

このとき熱が潮熱になるので全身隈《くま》なく熱し、汗が手足からまで出てしっぽりと汗ばむようになる。（傍註で、熱が潮熱になったのは、外側の表証が解消し去って、裏証に変ったからであり、その裏は攻めるのがよい。汗が出ると、大便は硬くなる）。このように手足からも汗が出る症には、大承気湯が主治をする。

［コメント］ 太陽病から陽明病に転変したときの証の、大承気湯の正証をのべている。

▽二一二条 （十四字）

【読】 若し汗多く、微しく発熱し、悪寒する者は、外未だ解せざるなり。其の熱潮せざれば未だ承気湯を与うるべからず。若し、腹大いに満ちて通ぜざる者は、小承気湯を与え、微しく胃気を和すべし。大泄下に至らしむること勿れ。

大承気湯方。

大黄酒で洗う四両　**厚朴**半斤　**枳実**五枚　**芒硝**三合

小承気湯方。

大黄四両　**厚朴**二両　**枳実**三枚

［解］ 前の二一一条の趣意に続く、若しも汗が多く出て、少し発熱し、悪寒もするのは、外側の表証がいまだに去らないのである。陽明になっていないので、熱も潮熱になっていない。そういうときはまだ承気湯を与えてはならない。

若し、邪熱が裏へ侵入して、腹がひどく張って膨満し、大便が通じないときは、まず小承気湯を与えて、少し下してみて、胃の機能を調整するとよい。初めから大承気湯でひどく下さないほうがよい。

［コメント］ 康平本は、前の二一一条と此の二一二条は別条であるが、宋本では、これが一条に

なっている。康平本では、二一一条は十五字詰で正に本文であるが、二一二条は十四字詰で、後人の註文である。後人も大承気湯は恐れたのであろうか、筍庵の狭量がそう感じるのだろうか。

尚、陽明病篇は、十三字詰条文と十四字詰条文がかなり多いので、読みを省略している。

▽二一三条

【読】 **陽明病、潮熱、大便微《すこ》し鞕き者は、小承気湯を与うるべし。**（傍註・鞕からざる者は、之を与うるべからず。）

［解］ 陽明病なので潮熱がある。しかし大便が微《すこ》し鞕くなった程度の者は、裏（胃）の熱実がまだ充分でない。であるから大承気湯は用いず小承気湯を与えて、あとの様子をみるのがよい。

（傍註は無視する。）

［コメント］ 本条は康平本の二一三条で、次の二一四条とは別々の条文だが、宋本は同じの一条になっている。

そして、康平本の条文・「小承気湯を与うるべし」が、宋本では「大承気湯を与うるべし、鞕からざる者は之を与うるべからず」となっている。康平本の論が正しいと思う。宋本の大承気湯も康平本の傍註も矛盾している。
錯簡だと思うが、何れも分別できないので、大塚先生の説を参考に、解釈した。

▽二一四条（十四字）

【読】　若し大便せざること六、七日なるは、恐らくは燥屎有らん。之を知らんと欲するの法は、少しく小承気湯を与え、湯腹中に入りて、転失気する者は此れ燥屎あるなり。乃ち之を攻むるべし。若し転失気せざる者は、此れ、但に初頭鞕くも後必ず溏《ゆる》し。之を攻むるべからず。之を攻れば必ず脹満し、食すこと能わざるなり。水を飲んと欲する者は、水を与うれば則ち噦《えつ》す。

其の後発熱する者は、必ず大便復た鞕くして少きなり。小承気湯を以て之を和せ。転失気せざる者は、慎んで攻むるべからざるなり。

［解］　若し六、七日も大便が通じなければ、それは多分に燥屎になっていて、大便は硬いであろう。傷寒が陽明証になっているのである。その時、果して大便が硬くなっているのかどうかを知る方法がある。

それには、少量の小承気湯を与えてみるとよい。薬湯が腹に入って放屁（転失気）するものは、大便が燥屎になっていて硬いのだから、下剤で攻めるべきである。若し、放屁しない者は、大便の出始めは硬いが、あとは軟便である。これは攻めてはならない。これを誤って下剤で攻めると、必然的に腹部膨満の張満になり、食物が食べられなくなる。それは、裏が虚し寒を生じ、陰証に変るからであるが、時には陽証が残っていて口渇して水を飲みたがる者もある。しかし、これに水を与えると、横隔膜痙攣の吃逆《きつじゃく》（しゃっくり）が起る。

ところで、二一一条のように大承気湯をのんで一度癒えたのに、その後再び潮熱を発するのは、必ず大便がまたも硬くなり少くなったからである。こういう時は、小承気湯で少し下して胃腸機能（胃気）を調節するとよい。放屁（転失気）しないものは、慎重に対応し、小承気湯で攻めたりしないがよい。

[注]　この時は、小柴胡湯を与えるのがよいと、博昭翁が次のようにのべている。「陰陽易差労復病篇に〝傷寒差《い》えて後、更に発熱するは、小柴胡湯を以て之を主る〟とある（三九六条）」と。

[コメント]　繁雑な論で、後人の追論であろう。

▽二一八条

【読】傷寒、若くは吐し、若くは下して後、解せず、大便せざること五、六日以上十余日に至

り、日晡所潮熱を発し、悪寒せず、独語して鬼状を見るが如し。若し劇しき者は、発すれば則ち人を識《し》らず、循衣《じゅんい》模牀《もしょう》し、怵惕《じゅってき》して安からず、微喘直視す。（傍註・脉弦なる者は生き、濇なる者は死す。微なる者は但だ潮熱を発す。）**譫語する者は大承気湯之を主る。**（嵌註・若し一服して利すれば、則ち後服を止どむ。）

[解]　傷寒で、太陽病が転変して結胸になったとみて吐方をしたり、裏実とみて下剤を用いたりしたが病は治らず、五、六日から十数日もの間大便が秘結し、夕方になると潮熱が出るが、悪寒がしない。（注・博昭翁曰く、「悪寒せず」は白虎加人参湯の「時々悪風」より邪が深いのだと。）

そして精神異常を来して、ひとりごとを言い、幻覚が起きて鬼の様なものが見える。病情が劇しい者は、潮熱を発した時、意識が混濁して人の識別が出来なくなり、着衣の襟をなでたり、寝具をさすったりし、何かにおびえて（注・怵《じゅつ》も惕《てき》も意味はおそれること）、不安状態になり、少し喘鳴が出、眼を見すえて、うわごとを言う。このような者は大承気湯の主治である。（傍註は、後人の註で脈による予後の論である。博昭翁曰く「是れは虚実の区別で、脈弦は邪実だがまだ生きられる。脈濇は精気虚で生きられない。微（脈）は但だ発熱、譫語のみ」と。（嵌註は不要の語）

[コメント]　大承気湯証の激しい場合を論じたようである。

▽二一九条 (十四字)

【読】　陽明病、其の人汗多く、津液外出するを以て胃中燥き、大便必ず鞕し。鞕ければ則ち譫語す。小承気湯之を主る。若し一服して譫語止む者は、更に復た服すこと莫《なか》れ。

[解]　陽明病の発汗は、しっぽり汗ばむ程度であるが、此の場合は、汗がひどく多いので、体液が外へ出てしまい、胃腸中が脱水して燥いたので、大便が必然的に硬くなった。そうなると、うわ言を云うようになるが、これは裏の熱邪の甚しいものではないので、大承気湯でなく、小承気湯の主治となるのだ。そして一服でうわ言が止めば、それ以上飲ませない。

[コメント]　余り重要ではなさそうだが、大塚先生が、「原文ではなく、恐らく後人の添補であろうと思うが、小承気湯を用いる上の参考になる」とのべられているので読んだ。

▽二二〇条 (十四字)

【読】　陽明病、譫語し、潮熱を発し、脉滑にして疾なる者は、小承気湯之を主る。

[解]　陽明病で、うわ言をいい、熱は潮熱を発し、大承気湯証のようだが、そうなれば脈遅にな

るが、この場合は脈滑で疾である。これは小承気湯の主治になる。

［コメント］　余り重要とは思えないが、大承気湯と小承気湯を鑑別する脈なので読んだ。

大塚先生は、「滑の脈は白虎湯にもみられ、下剤は禁忌である。此の条は、大承気湯と小承気湯の鑑別の上で必要と考える」とのべられている。

博昭翁は、疾脈は数脈の一種で、之に触れると指頭を強く弾く様な状のある者で、盛熱の候」とのべている。

▽二二六条

【読】　三陽の合病、腹満、身重く以て転側し難く、口不仁にして面垢《あか》つき、譫語、遺尿す。汗を発すれば譫語甚しく、之を下せば則ち額上汗を生じ、手足逆冷す。若し自汗出ずる者は、白虎湯之を主る。

［解］　太陽、少陽、陽明、三陽の合病である。陽明に病邪があるので、腹満し、身が重くて転側（ねがえり）出来ず、譫語（うわごと）を言い、遺尿（尿失禁）し、自汗が出ることもある。

少陽にも病邪があるので、口不仁（口が乾き、舌苔を生じ、食べた物の味がわからない）で、面垢《あか》つきする（顔が裏熱の熏蒸で色黒く垢がついた様になる。）。この病態は白虎湯の主治である。

ところで太陽にも病邪があるので、(悪寒、発熱、脈浮緊等を省略して記していないが) 発汗剤を用いると、譫語が一層ひどくなる。また陽明の証を重視して下剤で下せば、額に汗が出て、手足が冷えこみ、裏の虚寒証に陥いる。こうなったら、白虎湯の証ではなくなり、譫語、壊病で、証に随って治すことになる。

[コメント] 三陽の合病で、太陽少陽が重くて陽明が軽いものは、柴胡湯を用い、陽明が重くて少陽が軽い (本条の様な) ものは、白虎湯を用いる。また三陽合病には発汗しない、また少陽があれば下剤を用いないのが法であると、博昭翁がのべている。

▽二二七条

【読】 二陽の併病、太陽の証罷《や》み、但潮熱を発し、手足漐々《しゅうしゅう》として汗出で、大便難《かた》くして譫語する者は、之を下せば則ち癒ゆ。大承気湯に宜し。

[解] 太陽と陽明二陽の併病である。初め太陽病でそれを解したが、そこへ陽明病が加わって一時併病になった。そして太陽病の表証が消退したので、陽明病の病邪だけになった。それで、表証の悪寒、発熱は無くなったが、潮熱になって、手足から全身くまなく漐々じとじと汗ばん

だ。大便は秘結し、うわ言をいう。こういう者は、之を下せば病気が治る。それには大承気湯を用いるとよい。

［コメント］　二陽の併病と云っているが、太陽病が解散したあとに残った陽明病で、その正証をのべている。

▽二二八条

【読】　陽明病、脈浮にして緊、咽燥き、口苦く、腹満して喘し、発熱し、汗出でて悪寒せず、反って悪熱し、身重し。若し汗を発すれば則ち躁《さわが》しく、心憒々《かいかい》として反って讝語す。若し温針を加うれば必ず怵惕《じゅつてき》、煩躁し、眠ることを得ず。若し之を下せば、則ち胃中空虚にて客気膈を動かし、心中懊憹す。舌上胎の者、梔子湯之を主る。

若し、渇して水を飲まんと欲し、口乾き、舌燥く者は、白虎加人参湯之を主る。

若し、（傍註・脈浮、発熱し、）渇して水を飲まんと欲し、小便利せざる者は猪苓湯之を主る。

［解］　陽明病とあるが、脈浮で緊の太陽病の証に、咽燥き、口苦《にが》い少陽病の証があり、腹満、喘（息切れ）、汗出て発熱するが悪寒せずむしろ悪熱になってい、身が重い等陽明病の証が多くあ

る。三陽の合病である（注・これらは白虎湯の証に当る）。

この時、若しも太陽病のつもりで発汗をすると誤治になって、躁し（さわがしくし）、こころが憒々《かいかい》として乱れて、うわ語を言うような精神異常になる。

若し、温針をして発汗したりすれば、恐れおののき（怵惕し）、苦しくて、眠れなくなる。

若し、単一の陽明病と考えて下剤で下すと、消化力が衰え（胃中空虚になり）、邪気（客気）が胸中（膈）をゆさぶって、言いようもない胸の苦しさ（心中懊憹）となり、舌には苔を生じるようになる。これは梔子豉湯の主治である。

若し、のどかわきして水を飲みたがり、口乾き舌燥く者は、白虎加人参湯の主治である。

若し、のどかわきして水を飲みたがり、（傍註・脉浮で発熱する）飲んでも小便の出が少ない者は、猪苓湯の主治である。

［コメント］　康平本は、以上の論が一条で、主旨が混乱している感があるが、宋本は、「若渇し——白虎加人参湯之を主る」と「若脉浮発熱、渇して水を飲まんと欲し——猪苓湯之を主る」は、夫々別条に分れて三条になっている。この方が分り易い気がする

▽二三〇条（十四字）

【読】**脉浮、而《しこう》して遅、表熱裏寒、下利清穀の者は、回逆湯之を主る。**

［解］脉が浮で表熱証だったが、而《しこう》して裏実に転じ脉遅になった。（これが陽明病に変ったのならば、身重、短気、腹満、喘、潮熱になるはずである。）。しかしこの場合は表熱裏寒の実寒假熱であることを脈で示し、下利清穀の完穀下痢になった。これは裏寒を温める回逆湯（四逆湯）の主治である。

［コメント］本条の解釈は、筍庵独自の論である。あるいは誤りがあるかもしれない。いずれにしても、本条は分りにくく、後人の追論と思える。

▽二三四条

【読】**陽明病、潮熱を発し、大便溏《ゆる》く、小便自可し、胸脇苦満去らざる者は、柴胡湯之を主る。**

［解］陽明病というが、元、少陽病で、病邪の一部が陽明胃実に入り、少陽と陽明の併病になったものである。陽明があるので熱が潮熱になったが、大便はまだ硬くならず軟便で、尿の出はよく、前からの胸脇苦満も去らずに在る。これは少陽証のうち、小柴胡湯、大柴胡湯、柴胡加

芒硝湯等いずれかの方が、適応する主治になる。

［コメント］　十五字詰条文にしては物足りず、隔靴《かっか》搔痒《そうよう》の感がある。

▽二三五条　（十四字）

【読】　陽明病、脇下鞕満、大便せずして嘔し、舌上白胎の者は、小柴胡湯を与うべし。上焦通じるを得、津液下るを得、胃気因《よっ》て和し、身に濈然《しゅう》として汗出で而《て》解す。

［解］　陽明病とあるが、少陽と陽明の併病なので、脇下が鞕く満ちて膨満し、大便が出ないのは陽明だが、嘔吐があり、舌に白苔を生じたのは少陽証で、こういう時は小柴胡湯を与えるべきである。ただ博昭翁は、舌が黄苔なら大柴胡湯だと云う。

小柴胡湯で上焦（胸）の気の閉塞が消えて、嘔吐が止み、体液の流通がよくなり、下へも回って、胃腸の機能が調整され、その結果、全身に汗がしっとりと出て、病が治る。

［コメント］　後人の追論であろうが、小柴胡湯と大柴胡湯の鑑別が参考になる。

▽二三六条

【読】陽明病の中風、脉弦浮大、而して短気し、腹都《すべ》て満ち、脇下及び心痛む。久しく之を按じて気通ぜず。鼻乾き、汗を得ず、臥すことを嗜《たしな》み、一身及び面目悉く黄、小便難く、潮熱有り。時々噦し、耳の前後腫れ、之を刺せば少しく差《い》えるも、外解せず、病十日を過ぎて脉続いて浮なる者は、小柴胡湯を与う。

脉但浮にして余症無き者は、麻黄湯を与う。（嵌註・若し尿《いばり》せず、腹満し、噦を加うる者は治せず。）

［解］　陽明の中風とあることを先ず考える。

脈が弦は少陽で、浮は太陽で、大は陽明のものである。要するにこれは、三陽の合・併を意味している。

短気は少陽にも陽明にもあるが、腹満、嗜臥、潮熱、黄疸は陽明である。（但、腹満は太陰にもあるし、嗜臥は少陰にもある）脇下及び心（胸）が痛み、久く按じて気通ぜず、呼吸が苦しくなる。耳の前後が腫れる等は少陽である。鼻乾き、汗を得ずは太陽である。即ち三陽の証が煩雑に混在している。三陽合病の壊症と思はれる。（注・博昭翁は「陽明の中風と云うのは、三陽合病の軽症だから」というが。）

さて病者をみると、脈は弦浮大で、呼吸促迫し、腹部膨満し、胸脇が痛み、長らく腹部を按じると呼吸が苦しくなり、鼻が乾き、汗が出ない。（太陽の虚証は自汗があり、陽明ならば全身が汗ばむはずだが。）

起きているとつらいので横臥したがり、顔、目、全身が黄疸になり、小便が出にくく、潮熱があり、時々吃逆（しゃっくり）をする。耳の前後が腫れ、針をして瀉血すると少しよくなる。しかし外証が去らずに十日を経た。それでも脈が浮の者は、小柴胡湯を与えるとよい。又、脈が浮で他の症状がない者は、麻黄湯を与えて経過を看て、必要あらば適方を用いるとよい。（注・太陽病中篇・三七条に、「太陽病十日以去《よりこのかた》、脉浮細、而嗜《しこうして》臥者、外已解、設《もし》胸満痛、与小柴胡湯、脉但浮者、与麻黄湯」とある。）（嵌註の、若し尿が出ず、腹満して吃逆が加わる者は治り難い、は後人の追論で無視する。）

［コメント］　現実味の薄い煩雑な論である。傷寒論成立の時代には、この様な病態が在ったのかもしれないが、十五字詰条文ではあるが後人の追論のように思われる。

▽二三七条　（十四字）

【読】　陽明病、自汗出で、若《もし》くは汗を発し、小便自利する者は、（傍註・此れ津液内竭となす。）鞕しと雖も之を攻るべからず。当に須く大便せんと欲するを須《ま》ちて、宜しく蜜煎導をして之を通ずべし。土瓜根及び大猪胆汁の若《ごと》き皆導をなすべし。

［解］ 陽明病である。一般には大便が硬くなっている。しかしこの場合は、陽明の裏の熱実の為ではなくて、自然発汗や、薬で発汗させたので傍註で云うように、体液を内竭、失った為に大便が硬くなったものである。云ってみればこの大便硬は、裏熱による燥屎ではないのだから、承気湯で攻めるべきではない。

大便を排便したくなったときに、蜜煎導を用いて便通をつけるのがよい。大瓜根や大猪胆汁なども皆蜜煎導と同様に用いられる。

蜜煎導方

食蜜七合

右一味、銅器内に於て微火にて煎じ、当に凝りて飴状の如くになるを須《ま》ち、之を攪《かきま》ぜ、焦著《こげつき》せしむこと勿れ。丸になりそうになれば、手にて併せ捻《ひね》りて挺《てい》（ひきぬき）を作り、先端をとがらせ、太さ指大で長さ二寸許《ばかり》を、熱いうちに急いで作る。冷えると硬い。これを穀道中（肛門）に内《い》れ、手を以て急いでおさえ、排便しそうになった時之を去る。已に試みて甚だ良し。（傍註・疑うらくは仲景の意に非ず。）以下略。

［コメント］ 浣腸の原形のようで参考になる。

▽二四〇条

【読】 陽明病、発熱し、汗出ずる者は（傍註・此れ熱越《えつ》すとなす。）**黄を発すること能はざるなり。但だ頭汗出で、身に汗無く、剤頚して還り、小便利せず、渇して水漿を引く者は**（傍註・此れ瘀熱有りとなす。）**身必ず黄を発す。茵蔯蒿湯之を主る。**

茵蔯蒿湯方

茵蔯六両　**梔子**十四枚　**大黄**二両

煎法略（嵌註・尿皂《そうきょう》莢汁の状の如く色正に赤し。一宿にして腹減ず、黄小便より去るなり。）

［解］ 陽明病（裏胃熱実の証）で、発熱し、汗も出る者は、傍註で云うように、邪が外に発散している熱越なので、黄疸にならない。しかし、頭部にだけ汗が出て、その汗は頚までが限界で、身体には出ない。そして小便の出が少なく、のどが渇いて水分を欲しがる者は（傍註・瘀熱で裏の奥に熱があるので）、必然的に黄疸が出る。これは茵蔯蒿湯の主治である。

［コメント］ 肝炎になっても、黄疸が出る場合と出ない場合とがある。それを、昔の人が観察していたのであろう。箏庵も、若年、研修医だった折、病院内感染と思はれる急性肝炎になり、胸腹の懊憹症状を得たが、黄疸が出なかった。高張ブドー糖、四君子湯、柴胡桂枝湯で治った。

屎の出は記憶がない。

▽二四一条

【読】 **陽明の証、其の人喜忘の者は必ず畜血有り。**（傍註・然るゆえんの者は、本、久瘀血有り、故に喜忘せしむ。）**屎**（宋本は屎）**難しと雖も大便反って易く、而して其の色必ず黒き者は、抵当湯に宜し。之を下せ。**

［解］ 陽明胃実の証で、物忘れの多い人は、瘀血があるにちがいない。（傍註の、「然るゆえんの者は、本から長びいた瘀血が有るから、物忘れするのだ」は無用な後註である。）このとき（注・康平本は屎、宋本は屎）、大便は硬いが、案外出やすくて、其の色が黒い。（注・これは大便に血液が混じるからである）こういう病態には抵当湯がよく、これで下すのがよい。

［コメント］ 前後の意味合から考えて、康平本の屎は適当でなく、宋本の屎が正しいと思う。

▽二四二条

【読】 **陽明病之を下し、心中懊憹して煩し、胃中燥屎有る者は大承気湯に宜し。**（嵌註・若し燥屎有る者は攻むるべし、腹微満、初頭鞕く、後必ず溏き者は、之を攻むるべからず。）

［解］　陽明病の胃実証を、法により下した。すると、胸が云うに云えないような不快な苦しさの心中懊憹になった。

心中懊憹は、梔子豉湯証にもある共通の症状だがそれは虚証であり、この場合は胃中に燥屎があ実証だから、梔子豉湯ではなくて大承気湯がよいのである。

（注・七四条「発汗吐下後、虚煩不得眠、心中懊憹、梔子頭湯主之。」七六条「傷寒五六日、大下之後、身熱不去、心中結痛者、未欲解也。梔子豉湯主之。」二三三条「陽明病、下之、其外有熱、手足温、不結胸、心中懊憹、飢不能食、但頭汗出者、梔子豉湯主之。」三七八条「下利後、更煩、按之心下濡者、為虚煩也、宜梔子豉湯」等の条文がある。）

（嵌註・燥屎のあるこの証は攻めるべきであるが、腹が少し膨満するだけで、大便が出始めは硬いけれども、その後軟便になるものは、大承気湯で攻めてはならない。裏実が軽いのである。

（注・二五五条「――若不大便六七日、小便少者、雖不受食、但初頭鞕、後必溏、未完成硬、攻之必溏。」とある。）

［コメント］　「陽明病之を下し」の後の病変は、瞑眩《めんけん》だろうか？

▽二四四条 （十三字）

【読】 病人、煩熱す、汗出ずれば則ち解す。又、瘧状の如く、日哺所発熱する者は陽明に属すなり。脈実の者は宜しく之を下すべし。脈浮虚なる者は宜しく汗を発すべし。之を下すには大承気湯を与え、汗を発するには桂枝湯に宜し。

［解］ 太陽病か陽明病か分別し難い病態の病人が、太陽病では珍らしく、陽明の悪熱に似た苦しさを伴なう発熱の煩熱が起きた。しかし、表証はあるが裏証が無いのは太陽病だからで、発汗すれば解消して治るものである。

又、時間を限って発熱する瘧の様で、日哺所の夕方になると発熱するのは、太陽病に似た発熱ではあるが、それは陽明病である。

太陽か陽明か分りにくいときの分別には脈を診る。脈が沈実ならば陽明病であるから、下すのがよい。脈が浮虚（弱）ならば太陽病であるから発汗するのがよい。

陽明病を下すには、大承気湯を与えて経過をみるとよい。太陽病を発汗させるには、桂枝湯がよろしい。

［コメント］ 余り明快な論でなくて、分りにくいが、博昭翁の解説を参考にして解釈してみた。現今の臨床ではみられないが、傷寒論の時代には在ったのだろうか。後人の註であるが読んで

みた。

▽二四五条

【読】大いに下して後、六、七日大便せず、煩解せず、腹満痛する者は燥屎有るなり。(傍註・然るゆえんの者は、本宿《もと》食有るが故なり。)大承気湯に宜し。

〔解〕裏胃実の陽明病を、二四二条の論に従って一度ならず大いに下した。ところがその後も、煩(苦しみ)が解消せず、六、七日も大便が出ない。そして腹満痛(腹が膨満し痛む)するのは、傍註がのべるように、「下しはしたが、陽明のその邪熱が、本々あった宿食と結合して燥屎になった」からである。これは、大承気湯を用いるとよろしい。

(注・大いに下した後だが、尚も下すべき証があるときは、又下すべきであるという論である。)

〔コメント〕傷寒論の時代には、こういう事もあるのかと思うが、今の臨床の実感はない。

▽二四七条

【読】穀を食して嘔せんと欲する者は、陽明に属すなり。呉茱萸湯之を主る。(嵌註・湯を得て、反って劇しき者は、上焦に属すなり。）

呉茱萸湯方

呉茱萸一升　**人参**三両　**生姜**六両　**大棗**十二枚

［解］　穀（穀物、食事）を食べると嘔吐しそうになる者は、胃家実の陽明病に類属し、胃に病変がある。

陽明病なので少陽病・柴胡の嘔や、太陽病の乾嘔ではなく、呉茱萸湯の主治である。（嵌註・薬湯を服《の》むと却ってはげしく嘔する者は、上焦の胸脇に邪があるもので、これは、柴胡の証であり、呉茱萸湯の証ではない。）

（注・大塚敬節先生の、次のような註解があるので略記する。）

食べると嘔吐し、食べないと嘔吐しないようにとれるが、他の条文にもあるように、食べなくても吐くことがある。

（注・少陰病・三一二条「少陰病　吐利し、手足逆冷し、煩躁して死せんと欲する者は、呉茱萸湯之を主る。」三八一条「乾嘔、涎沫を吐し、頭痛する者は、呉茱萸湯之を主る」　金匱要略・嘔吐噦下利病「嘔して胸満する者は、呉茱萸湯之を主る」）

この嘔吐に、はげしい頭痛を伴うこともある。嘔吐がはげしいと、胆汁を吐くこともある。心下は膨満して痞える気味がある、と。

［コメント］　更に大塚先生が、「呉茱萸湯は、元来胃に寒飲があって胸満を呈するもので、胃に熱のないことを知る」とのべている。傷寒論で「陽明に属す」といっているが、元来の陽明病は、胃熱実証であるから、呉茱萸湯証を陽明とするのは理が合わない。陽明に属すと云うのは、分るようで分らない。

▽二四八条　（十四字）

【読】　大陽病（傍註・寸関尺）**緩浮弱**（宋本・寸緩、関浮、尺弱）**、其の人発熱、汗出で、復《また》悪寒し、嘔せず、但だ心下痞す者は、此れ医之を下すを以てなり。如《も》し其れ下さざる者は、病人悪寒せずして渴す。**（傍註・渇す者は此れ陽明に転属するなり。）**小便数なる者は、大便必ず鞕し。更衣せざること十日、苦しむ所無きなり。渇して水を飲まんと欲すれば、少々之を与う。但だ法を以て之を救え。渇す者は五苓散に宜し。**

［解］　太陽病で脈が緩浮弱（傍註は無視する）は、表熱虚証（桂枝湯証）で、病人は発熱し、汗が出、そして悪寒するものである。嘔がないのは少陽を伴っていないからだが、心下痞があるのは、少陽ではなくて医者が誤って下剤を用いたからである。（注・大便秘結を伴っていたからであろう。こういう場合、表証には桂枝湯を用い、表証が解散したら痞を治すとよい。心下痞を治すには大黄黄連瀉心湯が適

応する。）

ところで若し、下剤は用いず、悪寒もしないと、口渇をするようになる。（傍註で、これは太陽病から病邪が裏へ転じて陽明病が伴発したからである。注・その口渇には白虎湯が適応する。）

若しこのとき、小便がよく出ると、その結果体液が減少するので、大便が硬くなる。けれども、便通は十日もない（更衣せず）のに、苦しみがないのは、裏熱が弱く微《わず》かだからで、そのことを脈浮緩弱といって示している。これは白虎湯証ではない。（注・太陽病下篇一七二条、傷寒脈浮、発熱無汗――白虎湯――渇欲飲水――白虎加人参湯――。一七八条、傷寒脈浮滑――白虎湯主之。厥陰病篇三五二条、傷寒脈滑而厥者――白虎湯主之。）

こういうときに渇して水をのみたがれば、少量与えて様子をみ、法に従って治すべきである。それでも口渇する者は、五苓散がよろしい。

［コメント］　煩雑な後註で、実用性は不明ながら、傷寒論のルールを暗示している。

▽二五一条（十三字）

【読】　趺陽《ふよう》の脈浮にして濇、浮は則ち胃気強し。濇は則ち小便数、浮濇相搏《う》ち、大便則ち難《かた》し。其れ脾約となす。麻子仁丸之を主る。

麻子仁丸方

麻子仁二升　**芍薬**半斤　**枳実**半斤　**大黄**一斤　**厚朴**一尺　**杏仁**一升

[解]　趺陽の脉が浮で濇である。浮は胃気が強く、濇は小便数を意味する。浮と濇が合わさる（相搏つ）と、（胃実に体液欠乏が加わるので）大便が出にくくなる。これが脾約である。それは麻子仁丸の主治になる。

（注・後人の註である。博昭翁が次のように解説している。）

「注・此の条は、〝太陽と陽明の者は脾約是也（一八一条）〟とある先の条文についての治法をのべたものである。

小便数、大便難が論点で（麻子仁丸の目標で）ある。尚これは、小承気湯証と共通するが、小承気湯証は熱が盛んであるが、（裏）熱が軽症ならば麻子仁丸を与えるとよいのである」と。

[コメント]　後人の註であるが、今の常用処方なので読んだ。金匱要略にも同じ文章の条文がある（五蔵風寒積聚病）。

脈の浮濇が相搏つと、体液が減少して大便難になるのである。

脾約の脾は、脾胃・胃腸・消化力のこと、約はむすぶ、ちぢまる、おさえるなどと大漢和辞典にある。なんとなく分かる。

▽二五二条

【読】太陽病三日、汗を発して解せず、蒸々として発熱する者は、胃に属するなり。調胃承気湯之を主る。

［解］太陽病が三日経《た》ち、通常の例に随って表熱証として法則どうり発汗したが、病が解消せず、さかんな熱（悪熱）が発した。これは病邪が早々に裏へ侵入したのだが、まだ、潮熱になり譫語するには至らないで、陽明病の初段階の軽症である。それには緩和な承気湯の調胃承気湯で、胃気を和して主治するとよい。

［コメント］陽明病の入り口である。

▽二五三条（十四字）

【読】傷寒、吐して後、腹脹満する者は、調胃承気湯を与う。

［解］傷寒で、寒実結胸などのむねのつかえがあったので、吐剤を用いた後、胸の中の症状は去ったが、邪気は外へ解散せず、むしろ内陥して裏熱となり、陽明病の初期の症状の腹脹満になった。これでは未だ潮熱、腹痛などの胃実の証には至ってないので、大小承気湯を用いる程

の病症ではないから瀉剤としては穏やかな調胃承気湯を与えて様子をみるのがよい。

［コメント］　前の二五二条以後、しばらく承気湯類を論じるが、本条は後人の追論であろう。

▽二五四条（十四字）

【読】　太陽病、若くは吐し、若くは下し、若くは汗を発して後、微煩し、小便数、大便因って鞕き者は、小承気湯を与え、之を和せば癒ゆ。

［解］　太陽病に、汗、吐、下の治方を夫々行なった。太陽病の表証の他に寒実結胸や胃実陽明の証が併合していたのであろう。だがそれらの治療の後、太陽病表証は解散したが、他の病症は治らず、微煩し、小便数により（体液が減少し）大便鞕となり、陽明病の証を呈した。ただ、讝語、煩躁、腹鞕満而痛むの極期にはなっていない未だ軽症なので、小承気湯で大便を調和すれば、微煩も癒えるのである。

［コメント］　前の二五三条の調胃承気湯より、病邪がやや重くなった証である。

▽二五五条　（十四字）

【読】病を得て二、三日、脉弱、大陽、柴胡の証無く、煩燥し、心下鞕く四五日に至る。能く食すと雖も、小承気湯を以て少々之を与え、微《すこ》しく之を和し小安せしむ。六日に至り承気湯一升を与う。若し大便せざること六、七日、小便少き者は、食を受けずと雖も、但初頭鞕く後必ず溏《ゆる》し。未だ定まりて鞕と成らず。之を攻むれば必ず溏し。須《すべか》らく小便利し、屎定りて鞕きを須《ま》ち、乃ち之を攻むるべし。大承気湯に宜し。

［解］煩雑で了解しにくい論なので、博昭翁の解説を参考にして解釈する。

病気になった二、三日後であるが、太陽の証も少陽の証も出ていない。脈は浮とあるが、浮弱や虚弱ということではなくて、浮大、浮緊などでもないと云っているらしい。

病二、三日は、一般では、太陽病表熱証の時期だが、此処では早くも煩燥、心下鞕を生じ、陽明の証が出はじめて四五日経った。けれども、書いてはないが譫語、潮熱などは未だなく、充分な陽明病には至っていないので食事ができる。そういう場合は小承気湯を少し与えて、裏熱を微し調和し、病状を少し安定させるのがよい。そして六日程経ったら、承気湯一升を与えてみる。若しそれでも大便が六、七日出ないで、小便が少ないならば、食物が食べられなくてもそれは燥屎になったからではなく、胃腸の水穀分離・消化吸収ができないため、小便が不利で、食不能になっているのである。それで大便が初めは硬いが後は必ず軟便で、大便鞕には未だなっていない。これを誤って攻めれば、必ず下痢になり、書いてはないが陰証に陥ることもある。

宜しく小便がよく出て、大便が鞕く定まるのを須《ま》ってこれを攻めるべきである。

［コメント］「大承気湯に宜し」の字句は衍文なりという。いずれにしても後人の追論である。

▽二六二条

【読】傷寒七、八日、身黄なること橘子の色の如し。小便利せず、腹微満する者は、茵蔯蒿湯之を主る。

［解］傷寒が発症して七、八日経つと、一般には陽明病になるが、そのとき、身体が黄色で蜜柑の実の様な色になり、小便の出がわるく、腹が軽度膨満する者は、茵蔯蒿湯の主治である。

［コメント］傷寒とあるが、急性肝炎の症状である。

大塚敬節先生は「このとき大便が秘結していれば本方であるが、便秘していないのは茵蔯五苓散が考えられる」とのべておられる。

金匱要略には、茵蔯蒿湯を次の如くのべている。「穀疸の病たる、寒熱、不食、食せば即ち頭眩し、心胸安からず、久久にて黄を発す、穀疸となす。方後の註・小便当《まさ》に利すべし。尿皂角《そうかく》汁の状の如く、色正に赤し。一宿に腹減じ、黄小便従《より》去るなり」と。（方後の註は傷寒論と同じ。（黄疸病篇）

皂角・さいかちの実、大漢和辞典に皂莢《そうきょう》とある。

▽二六三条

【読】傷寒、身黄、発熱する者は梔子蘗皮湯之を主る。

［解］傷寒になって黄疸を生じ、発熱もある。けれども腹満、便秘、小便不利の症状が書かれていない。これらの症状はないのであろう。黄疸の色も蜜柑の実の色ほど濃くならないので書かれていないのであろう。此の証は、前条の茵蔯蒿湯より軽症で、これには梔子蘗皮湯が主治するのである。

梔子蘗皮湯方

肥梔子十五箇　甘草一両　黄蘗二両

［コメント］なし。解でのべた。

▽二六四条（十四字）

【読】傷寒、瘀熱裏に在れば、身必ず黄を発す。麻黄連軺赤小豆湯之を主る。

麻黄連軺赤小豆湯方

麻黄二両　連軺《れんしょう》二両　杏仁四十箇、赤小豆一升、大棗十二枚、梓白皮一升、生薑二両、甘草二両

[注]　連軺・連翹の根又は果実。梓《し》白皮・あかめがしは、桑白皮で代用する（清水藤太郎翁）。

[解]　条文の意味は読んだ通りだが、此の条には疑問が多い。大塚先生は、「これは茵蔯蒿湯証なのに、何故本方なのか。錯簡ではないか。」といわれる。博昭翁は「茵蔯蒿湯と区別出来ない。或いは瘀熱による黄疸の異証かと。栗園翁は、「傷寒で日を経たり、瘡瘍、梅毒の人の浮腫、発黄、小便不利で瘀熱裏に在る者によく効くという」という（傷寒論講義）。

[コメント]　浅学でコメントできないが、こういう処方があったので読んだ。

少陽病を辨ず

▽二六五条

【読】少陽の病為《た》る、口苦く、咽《のど》乾き、目眩《めくるめく》なり。

［解］少陽病は、太陽病で発症した傷寒が、四・五日経て、表の熱邪が漸次体内へ侵入し、太陽病の表と、陽明病の裏との中間に至った病態で、口苦、咽乾、めまいが象徴的な症候である。

［注］大塚先生は、「少陽病の大綱、定義といえようか」と論じている。

［コメント］少陽病は、脈沈で腹証に胸脇苦満を認めることで確認している。脈、腹の強弱で虚実を定め、実は大柴胡湯、虚実間は小柴胡湯、虚は柴胡桂枝乾姜湯の証とし、長い年月、臨床をして来た。

口苦、咽乾は大塚先生は大綱という。病の本態の謂《いい》かもしれないが筍庵には納得し難い。これらのコメントは、己れの浅学の故である。

▽二六七条　（十四字）

【読】傷寒、脉弦細、頭痛、発熱する者は、少陽に属す。

▽二六八条　（十四字）

【読】少陽は汗を発すべからず。汗を発すれば則ち譫語す。（傍註・此れ胃に属す、胃を和せば煩し而《し》て悸す）胃を和せば則ち癒ゆ。

［注］康平本は二条に分れているが、宋本は一条で論じている。

［解］傷寒で、脈弦細は少陽病の脈であり、（注・成無己・註解傷寒論・後述）、頭痛、発熱は太陽病の表証で、此れは太陽と少陽の併病である。（少陽に属すといっているが）。

少陽病は発汗してはならない（注・大塚先生曰、少陽病は汗吐下を禁ずると）。太陽証があると思って発汗すると、それは誤治になり、邪熱が裏へ侵入して、うわ言をいう陽明病になる。（傍註・その解説）。そうなったなら調胃承気湯で胃実を調和すれば治る。（傍註・胃を調和しないと、煩し苦しがり、動悸が起る。）

［コメント］脈弦細が少陽の脈であることを、成無己が註解傷寒論で次のようにのべている「経

に曰く、三部倶に弦なる者は少陽病《やまい》を受く。脈細なる者は邪漸《ようやく》裏に伝う。頭痛し、発熱すと雖《いえども》表未《いま》だ解せずとなす。邪少陽に客すを、半《なか》ば表に在り半ば裏に在りとなす。則ち汗を発すべからず。汗を発すれば津液を亡《うしな》い、胃中乾燥し、少陽の邪胃に伝入するに因《よ》り、讝語を発す。当《まさ》に調胃承気湯を与え之を下すべし。胃和せば則ち癒ゆ。下さずば則ち胃少陽の邪之を下す故に煩して悸す」と。

脈細は、少陽病の端緒の脈という意味か。

▽二六九条

【読】本大陽病解せず、転じて少陽に入る者は、脇下鞕満、乾嘔、食すること能はず、往来寒熱す。尚、未だ吐下せざるに、脉沈緊なる者は小柴胡湯を与う。

▽二七〇条

【読】若し已に吐下し、発汗し、温針せば、讝語し、柴胡の証罷む。此れを壊病と為《な》す。（傍註・何の逆を犯せるかを知り、法を以て之を治す。）

[解]　傷寒になり、本は表熱証の太陽病だったが、邪が強くて治らず、数日遷延して少陽病に転入して変証し、脇下が硬く膨満し、吐出はしないが嘔気がして食物が食べられない。悪寒と熱感が交互にくり返して起る熱型になる。そして、吐方も、下方もしていないが、脈が沈緊である。これは小柴胡湯を与えてその後の経過をみるのがよい。

二七〇条は、若し小柴胡証に、吐下、温鍼、発汗を已にしてあれば、これらの法は皆少陽病の禁忌であるから誤治となり、譫語するようになって、柴胡の証はなくなる。（注・省略した二六八条十四字に、「少陽は汗を発すべからず、汗を発すれば則ち譫語す」とある。）これが壊病《えびょう》への変証である。意外な症状が多出するようになる。

（傍註・これには如何なる逆治を行ったかを検証し、その脈証に随って治術しなければならない。）

[コメント]　二六九条と二七〇条は、一対の論である。脈沈緊は、臨床上小柴胡湯の普遍的な脈である。少陽病を誤治した経験がないが、参考になる後人の註である。

大陰病を辨ず

▽二七六条

【読】大陰の病為《た》る、腹満ち而《て》吐し、食下らず、自利益々甚だしく、時に腹自ずから痛む。若し、之を下さば必ず胸下結硬す。

［解］太陰病は陰寒証の端緒、始めで、腹内が冷えるため腸内ガスが生じて充満し、腹が膨満し、そのため嘔吐も起こり、食事が摂れない。それなのに下痢が自然に起きて次第に激しくなる。時々自然に腹痛がする。

若しも、この腹満、腹痛などを陽明病の為かと誤認して下剤を用いたりすると、寒邪が心下に硬く結合し、一見結胸のようになる。

［コメント］此の条は、太陰病の大綱といわれる。主要な症状を列挙したもののようである。

▽二七九条 （十四字）

【読】 太陰病、脈浮なる者は、少しく汗を発すべし。桂枝湯に宜し。

［解］ 太陰病は、腹満、自下痢（二七六条）のある陰寒証だから、脈は沈のはずであるが、今、脈浮なのは、表熱証を伴っているもので太陽病の証が残っているのである。（太陽と太陰の併病）これには桂枝湯で少し発汗させて、表熱を除くとよい。その後は証に随って治療すればよい。

［コメント］ 胃腸型感冒などで、虚証の場合にみられる。桂枝湯だけで治った例もある。

▽二八〇条 （十四字）

【読】 自利し、渇せざる者は太陰に属す。其の蔵寒有る故なり。当に之を温むるべし（嵌註・回逆輩を服すに宜し）。

［解］ 自利して口渇すれば熱証であるが、口渇しないのは太陰病に属す。それは内に寒が有るからである。厥陰病篇三七六条には、「下利し、水を飲まんと欲す者は、熱有るを以ての故なり。白頭翁湯之を主る」とあるが、本条の場合は当然温めるべきである。（嵌註に、宜しく回逆輩を服す

べしとある)。

［コメント］　そうなのかと思う後人の註。

▽二八一条　(十四字)

【読】　傷寒、脉浮にして緩、手足自ずから温なる者は、繋《かか》りて大陰に在り。当に身黄を発すべし。若し小便自利する者は、黄を発すことあたわず。七、八日に至り暴煩し、下利日に十余行と雖も、必ず自ずから止む。(嵌註・脾家実し、膺穢《ふわい》当に去るべきを以ての故なり。)

［解］　博昭翁の説はほぼ宗伯翁の説の踏襲だが、これらを参考に解釈してみる。

傷寒は、悪寒して脈は浮緊である。今、脈浮緩になっている。大青竜湯証三九条に「傷寒脈浮緩、身疼まず、但重く乍ち軽き時有、少陰の証無き者」とある様に、大青竜の脈証にこれがある。しかし大青竜湯は「太陽中風脉浮緊発熱悪寒(三八条)」で手足は熱するのだが、此の場合は手足温にすぎず、これは繋りて太陰にありというように太陰病なのである。

太陰病で温があると、熱と結合して黄疸を発症する。しかしこのとき、小便がよく出ると、湿が排出されて停滞しないので、発黄することがない。

若し七、八日経って暴に《にわか》煩が起きて苦しくなり、下痢が日に十余行もあるようになっても、それは自然に治癒しようとする微候であるから、治療を加えなくても、煩も下痢も止むのである。（嵌註・脾家実以下は後人の註で、なくもがなという。）

［コメント］　煩雑な論を、諸先人の説を借りてようやく解釈したが、こういう事もあるのかなと思うだけである。肝炎で、このような発症をすることがあるかもしれないが。

▽二八二条

【読】　本大陽病、医反って之を下し、爾《ここ》に因って腹満し時に痛む者は、（傍註・大陰に属すなり。）**桂枝加芍薬湯之を主る。大実痛の者は、桂枝加大黄湯之を主る。**

［解］　本は太陽病で、この場合は発汗すべきだったが、大便秘結などを伴った為か、医者が下剤をかけた。それは反って誤治であった。

その誤下が基因で（爾に因って）、二七六条の大綱の通り腹満になり時々痛んだ。

太陽病を誤下すると、多くの場合は結胸になるが、この場合は邪が直ちに裏へ侵入し陰寒証になったものである。（傍註でも、太陰に変ったという）。

これは、桂枝加芍薬湯が主治をする。

また、大実痛の大実は大便不通を云い、痛は前述した「時に痛む」ことである。陽明病の熱実ならば承気湯で瀉下するが、此の場合は寒実なので、桂枝加芍薬湯に大黄を加えて温下するのである。

［コメント］　以上の解は、博昭翁の説を参考に、解釈した。この証は、胃腸型感冒にしばしば見られる例である。加大黄湯は、雑病の場合に、虚証の便秘に応用することが多い。

▽二八三条（十三字）

【読】　大陰の病為《た》る、脉弱、其の人続きて自ずから便利す。設《も》し当に大黄、芍薬を行《や》るべき者は、宜しく之を減ずべし。其の人胃気弱く、動じ易き故なり。

［解］　太陰病は裏寒証で腹満、腹痛があり、脈は沈遅や微弱である。それでも大便が秘結することがあれば、大黄を加えて瀉下をするが、承気湯は大黄四両だが太陰病では桂枝加大黄湯の大黄は二両の僅かである。それでも此の薬方で、病人が続いて自下利するなら、桂枝加大黄湯は用いずに桂枝加芍薬湯を用うべきである。

「宜しく之を減ずべし」は、大黄の分量を増減するというよりは、自下利が続く人には大黄を取り除いて芍薬のみ用いるという意味にとるのが好意的解釈であろう。

其の人は胃の力が弱くて、攻下に堪え難いから、軽々しく瀉下剤を使うべきでない。

［コメント］　意味が通りにくい論なので、大塚先生の解説を参考に解釈してみた。
何れにしろ、後人の桂枝加大黄湯についての追論だが、なくもがなの論であろう。

少陰病を辨ず

【読】

▽二八四条

少陰の病たる、脈微細、但だ寐《いね》んと欲するなり。

［解］　少陰病は陰証で、陽の気が甚しく衰微しているので、脈はごく細くて触れにくい。

そして、これといって苦しいところがなく、ただ横臥していたいのである。

［コメント］　大塚先生はこの条文は少陰病の大綱で、必須の条件であるという。博昭翁は、三陰は脈沈で、微細は少陰の部位の脈候なりという。成無己は、少陰の脈が微細なのは邪気が裏に深く伝入したるなりと云う。

ではこれを如何に考えたらよいか、少陰病を呈する患者は大概、元来虚弱体質の虚証である。そういう人が裏に寒がある時は、少陰病になると、脈が、平素より一層の微細になるのだろう。

▽二八五条（十四字）

【読】少陰病、吐せんと欲して吐さず、心煩して但だ寐んと欲すること五、六日、自利して渇する者は（傍註・少陰に属すなり）。**虚するが故に水を引きて自ら救う。若し小便の色白き者は少陰の病形悉く具わる。**（嵌註・小便白き者は下焦虚し、寒有りて水を利すること能わざる故に色白からしむるなり。）

［解］少陰病で吐きたいが吐けない、これは煩のためで、胸苦しくて、ただ寝ていたい。このような状態が五、六日も続くと、下剤を用いないのに自然に下痢になる。その自下利は大陰病でも起るがその時は口渇がない。しかし少陰病では口渇になる。それは体液が失われて虚したためなので、それを補なおうとして水を自から飲むのである。若し小便が無色透明ならば、少陰の病像が皆具備されていることになる。（嵌註は論の通りである。）

▽二八六条（十三字）

【読】病人脈陰陽倶に緊、反って汗出ずる者は亡陽なり。此れ少陰に属す。法当に咽《のど》痛んでまた吐利すべし。

［解］　文脈に表れない意味が多い条文で、分り難い。博昭翁の解説を参考に解釈してみる。

先ず疾病が陰陽に渉る（両方に係る）ので病人と云い、反ってというのは、初め太陽病で頭痛、発熱、脈緊で無汗だったのに反して、今頭痛、発熱はないが汗が出る。これは、陰証に変じた為で、脈緊でも発汗してはならない。亡陽で、表証が無くなったので、少陰に変ったのである。

寒の邪が上方を侵し咽喉に迫ると咽痛となり、下ると小腹を攻めて下痢になる。

［コメント］　臨床の参考にはなりにくいが、陰証の風邪で咽頭痛がある時などに、桂枝湯類を使わないようにという戒めになる後人の註である。

二八七条以後も、十三字詰条文が多数で、皆後人の註である。（少陰病篇の特徴）現実味が薄いので省略するが、概ね次の様な内容である。

二八七〜二八九条は、少陰病に対する誤治の戒め。二九〇〜二九三条は、自然に治癒する場合の徴候。二九四条は少陰病が治癒する時刻を論じ、二九八条〜三〇三条は死症の論、何れも後人の註。

▽三〇四条

【読】少陰病、始め之を得て反って発熱するに、脈沈なる者は、麻黄細辛附子湯之を主る。

［解］少陰病である。始め之を得てといい、病が少陰病で始まっている（と博昭翁が云う）。陰証なので熱はないはずだが、反って発熱がある。これは発病後日を経ていないので、外証の発熱がある（と宗伯翁は云う）。邪が未だ浅いので、純粋な裏証にならず表にも熱がある（と博昭翁が云う）。

そうであっても、脈沈の者は少陰病であり、麻黄細辛附子湯が主治する。

▽三〇五条

【読】少陰病之を得て二、三日、麻黄附子甘草湯にて微しく汗を発す。（嵌註・二、三日は裏証無きを以ての故に、微しく汗を発するなり）。

［解］少陰病で発病して二、三日経ち、麻黄細辛附子湯より病証が緩かで、（嵌註・裏証がないので）麻黄甘草附子湯で発汗する。

［コメント］三〇四条、三〇五条を条文の文章について解釈した。しかし、何故そうなるかとい

う真意が分らない。浅学非才が愚考してみる。

少陰病は表裏の寒証のはずである。傷寒が、頭初から少陰病で始まることはある。それを三〇四条で「少陰病始め之を得て」と云っている。それで裏に寒を生じたと分る。これを附子で温め細辛が補い、残存している表の弱い熱を麻黄で発散する。これが麻黄細辛附子湯である。三〇五条は先ず「少陰病之を得て二、三日」といっている。嵌註で「二、三日は裏証なきを以て」というが、「裏証弱きを以て」と考えた方がよい。麻黄細辛附子湯証より病邪が軽いので、表（外）の弱い熱もそれよりはやや強い。附子で裏を温めつつ、麻黄と甘草で微かに発汗させて病を解消させる。これが麻黄附子甘草湯である。

両処方の鑑別は実際には難かしい。

虚証の人が風邪をひいて来た時、脈沈で弱ければ少陰病とする。エキス剤治療の時は麻黄細辛附子湯エキスを直用いる。煎剤治療の時は表熱の残存を考慮して桂姜棗草黄辛附湯にする。これでよく治る。

桂姜棗草黄辛附湯について、金匱要略には感冒に効きそうな記述はないが、類聚方広義に「前略、上衝頭痛、発熱、喘咳、身体疼痛、悪寒甚しき者之を主る」とある。陰虚寒証の感冒によく効く。

▽三〇六条

【読】少陰病之を得て二、三日以上、心中煩し、臥《ふ》すことを得ざる者は、黄連阿膠湯之を主る。

［解］　この条文を博昭翁は次のように解説する。「少陰病で発病した二、三日は、脈微細なのに反って発熱した（三〇四条）ので、麻黄細辛附子湯や麻黄附子湯で微汗を発して邪を発散させるとよいが、それをしないで二、三日以上になると、邪が裏に迫って、心中煩し、横臥できなくなる。これは黄連阿膠湯で主治するとよい。少陰病は、但寝ねんと欲すが大綱であるが、五、六日に至り復た煩燥し、臥寐するを得ざる者（三〇三条）の軽い者である」という。

［コメント］　分りにくいが、大塚先生は次のように解説されている。「少陰病――その治を誤ると二、三日以上たって、邪気が裏へ入って熱を生じ、そのため血液を枯燥して胸苦しく、安臥できなくなる。これは、吐せんと欲して吐せず、心煩（二八五条）の変証で、梔子豉湯証の虚煩眠るを得ず（七四条）の証に似ている――これは黄連阿膠湯の主治である」と。

臨床で、傷寒にこの処方を用いたことがない。雑病には、時として応用した。

▽三〇七条

【読】**少陰病之を得て一、二日、口中和し、其の背悪寒する者は、附子湯之を主る。**

［解］　少陰病之を得て一、二日で、発病初日から少陰病で、表裏寒証なので、脈微細、但だ寐んと欲すが、そのとき口中和していて、口舌の乾燥や荒れる状がなく、背に悪寒があるのは附子湯の主治である。

大塚先生は、「傷寒、大熱無く、口燥渇し、心煩し、背微悪寒する者は白虎加人参湯（一七一条）である。」と云う。

此の場合は口中和すである。裏に熱があると口燥渇の白虎加人参湯となり、裏に寒があると口中和し附子湯証になるということである。

▽三〇八条

【読】**少陰病、身体痛み、手足寒え、骨節痛み、脈沈なる者は附子湯之を主る。**

［解］　少陰病で、身体（躯幹と四肢）痛み、手足に寒さを自覚し、関節が痛み、脈沈なのは表裏寒虚証で、附子湯の主治である。

［コメント］　附子湯は、傷寒よりは雑病に多く用いる。関節リウマチなどで、虚寒証の患者に用いることが多い。

▽三〇九条

【読】 **少陰病、下利し、膿血を便す者は、桃花湯之を主る。**

［解］ 少陰病で下利するのは、裏虚寒の下痢で、膿血を下すならば桃花湯の主治である。

［注］ 熱利、下重は白頭翁湯である。

桃花湯方

赤石脂――乾姜、粳米（赤石脂・カオリンの一種で酸化鉄を含む、収斂止血止瀉剤）

▽三一〇条

【読】 **少陰病、二、三日より四、五日に至り、腹痛み、小便利せず、下利止まず、膿血を便す者は、桃花湯之を主る。**

［解］ 少陰病で、前条より病気が重くて、二、三日より四、五日も経過し、裏寒の腹痛がし、下痢が止まないので、体液減少のため小便の量が減り、且、膿血便を下すものは、桃花湯の主治である。

［コメント］ なし。

▽三一二条

【読】少陰病、吐利し、手足逆冷し、煩躁死せんと欲する者は、呉茱萸之を主る。

［解］少陰病で、嘔吐、下痢があり、手足が甚しく冷える逆冷があり、煩燥がひどくて死にそうにもだえ苦しむのは、呉茱萸湯の主治である。

［注］大塚先生は「多くは頭痛を伴い、心下膨満する。又、穀を食して嘔せんと欲する者（二四七条）にも用いる。」と云う

［コメント］本方の臨床例は殆ど雑病なので、以上のような経験がない。

▽三一三条

【読】少陰病、下利し、咽痛み、胸満心煩する者は、猪膚湯之を主る。

［解］少陰病で下痢をする。（しかし嘔吐や手足厥冷はない。）ただのどが痛み、胸が張る感じで胸苦しい。これは猪膚湯の主治である。

［注］咽痛、胸満、心煩等は、下痢のため津液乾枯し、邪気上に奔走するによると博昭翁がのべている。

猪膚湯方

猪膚一升　白蜜一升

［コメント］　臨床の経験がない。

▽三一四条

【読】　少陰病、二、三日、咽痛む者は甘草湯を与うべし。差えざれば桔梗湯を与う。

甘草湯方

甘草二両

桔梗湯方

桔梗一両、甘草二両

［解］　読みの通りであるが、博昭翁が次のように解説している。

「これは咽痛の軽症で、二、三日といっているのは発病初期で、これが五、六日になると下利、嘔逆等が起きてくる。

甘草は和緩の剤で咽痛を治す。桔梗は腫脹を消し、膿を排除する。故に軽い者は甘草湯で治し、腫れて重い者には桔梗湯を与える。

そうはいうが、始めから軽重は分らないので、先ず甘草湯を与うべしと云い、咽痛し腫れて重い者に桔梗湯を与うと云っている」と(筍庵略解)。

▽三一五条 (十四字)

【読】 少陰病、咽中傷《やぶ》れて瘡を生じ、語言すること能わず、声出でざる者は半夏苦酒湯之を主る。

半夏苦酒湯方

半夏十四枚、雞子黄一枚、苦酒　以下略

[解]　少陰病だから虚証であろう。咽喉の中がただれ、炎症が咽頭から喉頭に及んで、物を言うことが出来ず、声も出せない咽喉炎の重症に、半夏苦酒湯が主治する。

[コメント]　博昭翁の解に、「此の証では水薬を口から入れると鼻から出るし、甚しいと息が出来ない。急速に治さないと死ぬこともある。後世謂、纏喉風《てんこうふう》、急喉痺の類である(ジフテリヤなどか?)」とある。

古い記憶で、幼少期だった妹が、重症のハシカにかかり、ひどい咽喉炎になって苦しんだ。父が、しろうとのうがい薬で、数日で治したが、かわいそうだった。今、半夏苦酒湯があったらよかったなと思う。

▽三一六条 (十四字)

【読】少陰病、咽中痛むは、半夏散及湯之を主る。

半夏散及湯方

半夏、桂枝、甘草、等分 擣《つ》き篩《ふる》い散とし白飲にて方寸匕服す。散を服し得ぬ者は、水一升を煮て七沸し、散を両方寸匕内《い》れて、更に煮て三沸し、少し冷してから少々ずつ嚥《の》む。

[解] 少陰病で、咽が痛むのは、半夏散か半夏湯が主治する。

[注] 博昭翁の解説に「此の条は重症で、甘草湯、桔梗湯より激症だが、苦酒湯よりは軽症である。故に、甘草湯は但だ咽痛といい、此のときは咽中痛といい、苦酒湯証は咽中傷といっている。咽痛の証は、其の劇易によって治法に差があるのだ」とある。

[コメント] なるほど。三一五条、三一六条は十四字詰で、後人の註かもしれないが、参考になる。

▽三一七条

【読】 **少陰病、下利する者は白通湯之を主る。**

［解］ 読みの通りである。

白通湯方

葱白四茎、乾姜一両、附子、以下略

［注］ 博昭翁が次のように解説しているので、此の条文の存在価値が分る。「少陰病というから、脉微細、但欲ねんと欲し、四肢厥冷等がある。今、下利だけ挙げているのは、下利に重点がある。白通湯は、陰虚寒で精気が働かない下利で、それが更に劇しいのは白通加猪胆汁湯で、精気虚脱し下痢清穀になるのは四逆湯証で、更に劇しいのは通脉四逆湯の証である。真武湯は、水飲と血熱による下利である。」と。

▽三一八条

【読】 **少陰病、下利し、脉微なる者は白通湯を与う。利止まず、厥逆し、脉無く、乾嘔し、煩する者は白通加猪胆汁湯之を主る。**（嵌註・湯を服して脉暴《にわか》に出ずる者は死し、微なる者は生く。）

［解］　少陰病で下痢して、脈が微、弱くて触れにくい。元来少陰の脈の微細が一層弱くなっているもので、これには白通湯を与えるとよい。

これを与えても下痢が止まず、手足が冷たくなり、脈が弱くて殆ど触知できない、そして吐きそうにするが吐出はせずに苦しむ、そういうものは白通加猪胆汁湯が主治する。（嵌註・白通加猪胆汁湯を服用して、脈が急に強く出るのは、陽気が脱出しようとする微候で死徴であり、微の脈が続いているのは生きる徴候である。）註は後人の追論である。

［コメント］　康平本の嵌註の文章は、宋本では本文と同じレベルの文章になっている。後人の註であることは、康平本で分かる。

▽三一九条

【読】　少陰病二、三日已まず、四、五日に至り、腹痛み、小便利せず、四肢沈重疼痛し、自下利す。（傍註・自下利する者は、此れ水気有りとなすなり。）**其の人或いは欬し、或いは小便利し、或いは下利し（利せずの誤りならん）、或いは嘔す者は、玄眞武（眞武湯）之を主る。**

［解］　少陰病になり二、三日してもよくならず、（注・博昭翁は、三〇五条の麻黄附子甘草湯で発汗したがよくならないと云う）四、五日経って裏寒証が現れ、腹痛、小便の減少、四肢が重だるくて痛む

ようになり、下剤を用いないのに自然に下痢するようになった。このとき嵌註でいう水気があるので、咳が出ることもあり、小便はよく出ることもあり、下痢はしないこともあり、嘔気がすることもある。これには玄武湯が主治し、水気を去って諸症状が消退する。

［注］ 或いは欬し以下の諸症は、水気の変症であると博昭翁は云う。

［コメント］ 眞武湯（康平本玄武湯）は常用処方であり、下痢をよく治すと同時に、随伴する咳なども鎮静させることが、此の条文でよく分る。

▽三二〇条

【読】 少陰病、下利清穀、裏寒外熱、手足厥逆、脉微絶せんと欲し、身反って悪寒せず、其の人面色赤し。或いは腹痛み、或いは乾嘔し、或いは咽《のど》痛む。或いは利止みて脉出でざる者は、通脉回逆湯之を主る。

［解］ 少陰病で、完穀下痢を下し、体内が冷えて外側の体表が熱く假の熱を呈し、手足は甚しく冷え（厥逆し）、脈は極く弱くて微かに触れるが今にも跡絶えそうだが、身体に悪寒を感じず顔が赤くなる。これは外熱によるものだ。これは回（四）逆湯証より寒邪が更に甚だしい重症で、通脈回（四）逆湯の主治である。

このとき、腹痛、乾嘔（からえずき）、咽痛などが併発することがある。また、下痢が止んでも脈がよく触れないのも、やはり通脈回（四）逆湯の主治である。

［コメント］　此の証は回逆湯（四逆湯）より重症である。四逆湯ならば、「脉浮而遅」、表熱裏寒、下利清穀（二三〇条）で、脈が違がう。唯臨床での鑑別は難かしいのではないか。

▽三二一条

【読】　少陰病（傍註・四逆）**其の人或いは欬し、或いは悸し、或いは小便利せず、或は腹中痛み、或は泄利下重する者は、回逆散（四逆散）之を主る。**

［解］　少陰病といい、傍註で四肢が厥冷という。（しかしそれは裏熱の為正気が外に伸びることが出来ないのでそうなると大塚先生は解説。）

そして欬が出たり、動悸がしたり、小便の出がわるかったり、腹が痛んだり、下痢が重なったり、いろいろな症状が出る。これは回逆散（四逆散）の主治である。

［コメント］　博昭翁の解説はほゞ次のようである。「此の証は眞武湯証に似ている。しかし眞武湯は裏寒証の重症だが、此れは裏熱の軽症である。寒証なら小便赤濁せず、下重せず、舌白苔で、脈に力が無い。熱証では小便赤濁し、下重し、口乾、舌黄苔で、脉に力有り。此二方は混同し

易いので此で並論し、寒熱と軽重の別を論じたのだ」と好意的に論じている。

しかし、大塚先生は、此の条文は、錯簡があるのだろうとのべている。和田東郭は、四逆の症、悉く四逆散にて治すものにあらず。此章削去するなり」と云っている。

臨床の実際では、四逆散の証が少陰病とはとても思えない。脈、腹証共力があり、腹証に柴胡の証・胸脇苦満を認め、それに腹直筋緊張を伴う。確かに此の条文にあるような種々な症状を呈するものに、四逆散を用いているが、それは陽証で、大柴胡と小柴胡の中間の証と考えている。

▽三二二条

【読】 少陰病、下利すること六、七日、欬し、而して嘔し、渇し、心煩眠ることを得ざる者は、猪苓湯之を主る。

［解］ 少陰病といって四肢厥冷などがあるが、それは裏熱によるものである。裏熱による下痢をして六七日経つので、体液が欠損し、欬をして、嘔し、口渇し、胸苦しくて眠ることが出来ない。大塚先生の解説は、このようなとき小便不利があれば、猪苓湯の主治である。

［コメント］ 臨床上、猪苓湯を傷寒論の指示に従っては用いにくい。金匱要略（消渇小便利淋病

篇）には、「脈浮、発熱、渇して水を飲まんと欲し、小便不利の者」とあり、正に此の湯の指示である。これは少陰病ではなく、表熱証である。少陰病と間違えることがあるのだろうか。

▽三二四条

【読】少陰病、清水を自利し色純青なるは、心下必ず痛む。口乾燥する者は、之を下すべし。大承気湯に宜し。

［解］少陰病のように下痢をし、純青（純粋）な水を下すのは、大塚先生の解説によれば結糞が腸管内に残留して、その間隙から汚水が下って自下利になるものなのであると。そのときは心下が痛み、体液損耗のため口が乾燥する。これは急劇の証であり、急いで大承気湯で下すのがよろしい。

［コメント］こういう事があるとすれば、恐しいことだ。

▽三二六条

【読】少陰病、脈沈の者は急に之を温む。回逆湯（四逆湯）に宜し。

［解］　少陰病で、脈沈で微細の者は、四逆湯の類を用いて温めよ。

［コメント］　脈沈で下痢ならば、四逆湯や眞武湯の主治であるが、大塚先生は、発熱、身体痛等があれば麻黄細辛附子湯などであり、沈実ならば（陽明病で）承気湯類を用いるといわれる。

少陰病の脈を又此処で論じるのは何故か。博昭翁は、前の条で下剤を論じたから、それで裏熱が除かれ裏寒に変じた時の対応だという。

▽三二七条

【読】　少陰病、飲食口に入れば則ち吐し、心中温温として吐せんと欲し、復た吐すこと能わず。始め之を得て手足寒《ひ》え、脈弦遅なるものは下すべからざるなり。（傍註・脈弦遅なる者は、此れ胸中実す。当に之を吐すべし。）**若し、膈上に寒飲有りて乾嘔する者は吐すべからざるなり。当に之を温むるべし。回逆湯（四逆湯）に宜し。**

［解］　此の条文は、前後の条文との関連があるのにそれを省略しているので、甚だ分りにくい。

そこで、宗伯翁、博昭翁、大塚先生方の論を参考にして、次のように解釈してみた。

少陰病で、飲食した物を吐いたり、吐きそうになるが吐かなかったりし、手足が冷える。そしてこのとき、脈が微細なら、正に、少陰病である。少陰病篇初めの二八五条に「吐せんと欲して吐せず――自利して、渇す者は、傍註・少陰病」とある。

また、「太陽病過経十余日、心下温温として吐せんと欲す――調胃承気湯を与う。（太陽病中篇・一二七条）」とも似通っている。

しかしながら今、脈が弦遅である。脈弦は水飲の徴候で、脈遅は寒の徴候であり、この脈は傍註で云うように、胸中（中焦・心下部）に寒飲が充実しているのである。故に瓜蒂散などで吐すべきであって、調胃承気湯で下してはならない。

ただ、膈上（宗伯翁・膈下の誤りか、胃上という）に寒飲があっても、乾嘔（からえずき）するだけの者は、寒邪の充実ではなく、脾胃の虚寒証なのだから、吐剤で吐かしたりせずに、四逆湯で温めるのが宜しい。

［コメント］　なし。

厥陰病を辨ず

▽三二九条

【読】　厥陰の病たる（傍註・消渇）、**気上つて心を撞《つ》き、心中疼熱、飢えて食を欲せず、食すれば則ち吐す**（傍註・蚘を吐す）。**之を下せば、利止まず。**

［解］　厥陰病という病態は、寒の邪気が胸につき上り、胸中が痛み、熱がひどくて苦しい。腹中に食べた物がないのに食欲はなく、食べると吐いてしまう（傍註略）。熱実と誤って下痢を用いれば、下痢は止まらなくなる。

［コメント］　文章の意味のままを大塚先生の解説を参考にして解釈した。

博昭翁は、次のように解説している（略記）。厥陰は陰寒証の終着点で、病は危篤になっている。消渇とは体液の裏失の状である。飢えて食を欲しないのは胃気（消化力）の虚損の為である。要するに此の条は、寒熱錯雑の証なのであると。

厥陰病とは、かつて多くあった腸チフスや赤痢等の急性伝染性感染病の、終末的な危篤の病状であろう。恐ろしいものだ。

このあと十三字読条文で後人の証が多数ある。大部分現実的でないので省略し、一部のみ勝手な興味で読んでみる。

▽三三五条　（十三字）

【読】　傷寒、始め発熱すること六日、厥すること反って九日にして利す。凡そ厥する者は当に食すこと能わず。今、反って能く食す者は、恐らくは除中となさん。食すに、策餅《さくべい》を以てし、発熱もせざる者は胃気尚お在りと知る。必ず癒ゆ。恐らくは、暴熱来出し而《しこうし》て復た去るなり。

後三日、之を脉するに、其の熱続いて在る者は、之を期するに旦《たん》日夜半に癒えん。然るゆえんの者は、本《もと》発熱すること六日、厥すること反って九日、復た発熱すること三日、（前の）六日と并せてまた九日となる。厥陰（宋本に陰の字無）と相応ずるが故に之を期すに、旦日夜半に癒ゆるなり。

後三日、之を脉し而《しこう》して脉数、其の熱罷《や》まざる者は、此れを熱気有余となす。必ず癰膿を発すなり。

［解］　傷寒にかかり、始めの六日間発熱し、そのあと九日間反対に厥冷し（昔は体温計は無い、患者の自他覚症で熱寒を知った）、下痢をした。元来厥冷するのは元気欠乏で食事はとれないものだが、このときは反って能く食べた。これは恐らく除中であろう。（注・除中とは俗にいう仲なおりで、重態になる前に、快くなったようにみえる一時的な現象で、このあと悪くなる。）

そのとき、餅が食べられて、発熱もしない者は、胃気・消化力が残っているとわかる。これは必ず癒るものだ。

恐らくこのとき暴熱が発来し、そして去るであろう。三日後に脈をみて、熱が続いているものは、旦日（朝）から夜半に癒えよう。そのわけは、元、発熱してからの（三日と）六日の発熱を合せると九日になり、厥冷（の九日）と相対応するから、之を期するに（要するに）旦日から夜半に癒るのだ。

癒えてから三日後に脈をみて、脈数で熱が止まないのは、これは熱気有余で、癰膿・化膿がおこるものである。

［コメント］　煩雑な後人の註でどうでもよいかと思うが、博昭翁は、除中を論じたもので、癒えるものとそうでないものとをのべているという。

除中のことは、臨床家が一応心にとめるべきことと思うので、後人の論ではあるが読んでみた。

▽三三六条　（十三字）

【読】 傷寒、脉遅なること六、七日、而《しか》るに反って黄芩湯を与えて其の熱を散ず。脉遅は寒となす。今、黄芩湯を与えて復た其の熱を除く。腹中応《まさ》に冷ゆべく、当に食すこと能はざるべきに、今、反って能く食す。此れを除中と名ずけ、必ず死す。

[解] 傷寒に罹って六、七日経ったとき、脈が遅であった。（これは裏寒証である。）それなのに、眞寒假熱があったのか熱証と誤って黄芩湯を与えて裏熱を除こうとした。（注・太陽と少陽の合病、自下利の者は、黄芩湯を与う。黄芩湯方・黄芩、芍薬、甘草、大棗、太陽病下篇・一七四条）

裏を温めるべき証を、熱利を治す剤の黄芩湯を与えたならば、腹中（裏）は一層冷えてしまう。そうなると食事は食べられなくなるものである。それなのに、今、反ってよく食べられる。之は除中と名ずけ、必死である。

[注] 博昭翁云、「これは中空無陽（中が空になり陽気を失う）で、反ってよく食べられる。除中とは、中気が削除されたことを云う」と。

[コメント] 此の条は十三字詰の後註で、陽明病篇二五六条十四字詰に「傷寒六七日、目中了々たらず――大便難、身微熱の者は（傍註・此れ実と為すなり）急に之を下せ。大承気湯に宜し」とあることに対応して、更に加えた後人の註であろう。

▽三四〇条（十四字）

【読】凡そ、厥《けつ》する者は、陰陽の気相順接せず、便《すなわ》ち厥をなす（なり）。（嵌註・厥すとは、手足厥冷する者是れなり。）

［解］すべての場合、手足が厥冷するものは、陰の気と陽の気とが、うまく交《まじ》わらないので体が厥（冷える）するのである。（嵌註・厥するというのは、手足がつめたく冷えることである。これを康平本は手足厥冷、宋本は手足逆冷と記載している。）

［コメント］虚証の人はしばしば、原因不明の身体不調を訴え、検査機器にもかかわらないことがある。陰陽の気の不調、アンバランスと考えられる。桂枝湯加味方で調整できるものが多い。

▽三四一条（十四字）

【読】傷寒、脉微、而して厥し、七八日に至って膚冷え、其の人躁《さわが》しく、暫《しばら》くも安き時無き者は、蚘厥となすに非《あら》ざるなり（傍註・此れは蔵厥となす。）（嵌註・蚘厥は、其の人当に蚘を吐すべし。）病者静に而て時に煩せし《し》むは、（傍註・此れを蔵寒〝宋本は蔵厥〟となす。）（嵌註・蚘上って其の膈に入る故に煩すなり。）須臾《しゅゆ》にして復た止まん。

食を得て嘔し、又煩するは、其の人当に自《おのず》から蚘を吐すべし。（傍註・煩する者は、蚘食臭を聞きて出ずるなり。）

（注・千金翼・食を得て嘔し、又煩する者、蚘食臭を聞きて必ず出でん。其の人常に自ずから蚘を吐す。）

蚘厥は、烏梅丸之を主る。（嵌註・又久利を主る・千金翼の小註と同。）

[解]　傷寒にかかり、脈が微で手足が冷え、七、八日も経ったので、手足のみならず全身の膚が冷え、手足をさわがしく動かして苦しがり、少しの間も静かにできないのは、蚘厥ではなくて、傍註でいうように蔵厥である。（嵌註は、蚘厥ならば、病人は蛔虫を吐すはずであると）病人が静かで、時々苦しがり、少したつと止み、食事をすると嘔吐して苦しむのは蛔虫のためで、その人は常に（千金翼）自然に蛔虫を吐いている。（傍註は不要の辞。）

これは蚘厥といい烏梅丸の主治である。

烏梅丸方、

烏梅、細辛、乾姜、黄連、当帰、附子、蜀椒、桂枝、人参、黄柏　製法略

[コメント]　蛔虫症が厥陰病と共に論じられている。何故か分らないが、昔は顕著な病症が出たのであろう。

駆虫剤のない昔の方剤として興味がある。

生薬の駆虫剤に、鷓鴣菜湯《しゃこさいとう》（撮要方函）・マクリ、ダイオウ、カンゾウがある。民間療法に海

人草（マクリ）がある。これらは有効で、副作用がほぼ無い。

［注］　以後、十三字詰条文が続く。三四二条は便血、三四四条は便膿血、三四六条、三四七条、三四八条は共に死証、三五〇条は難治、それぞれ後人の追論。省略する。

▽三五二条

【読】　傷寒、脉滑、而して厥する者は、裏に熱有るなり。白虎湯之を主る。

［解］　傷寒で、脈滑で、手足が厥冷するのは裏に熱が有るのである。宋本には「脉滑は此れ表に熱有り裏に寒有り、白虎湯之を主る」ともある。

［コメント］　此の条は、表に熱がないから厥するので、厥陰病に似ているが、ああそうかと思うがよく分らない。

一七八条に「傷寒、脈浮滑、白虎湯之を主る」とあるから、此の条も脈滑で白虎湯証なのであろう。

手足が厥するのは表寒で、裏に熱が有るというから表寒裏熱となる。

裏熱の証で陽明病ならば、脉滑而疾（二一〇条）、腹満（一九二条）、大便鞕（二〇六条）で承気湯類であるが此の条にはない。

ところが、陽明病篇二三〇条十四字詁に「脉浮而遅、表熱裏寒、下利清穀者、回（四）逆湯主之」と此の条とちょうど対称的な証がある。

博昭翁が、厥陰病篇の本条で白虎湯を論じ、陽明病篇で回（四）逆湯を論じたのは、類似の証を示したのだとのべている。

▽三五三条

【読】手足厥寒し、脉細にして絶せんと欲する者は、当帰回逆湯之を主る。

［解］手足が自覚的にも他覚的にも寒《ひ》えて、脈が細で、甚しく触れにくいものは当帰回逆湯（当帰四逆湯）の主治である。

博昭翁は、「此の条の証は、下利せずに唯脈が細で絶えそうなのだが、此れは寒厥の軽いものである。脉細欲絶は、前条の脉滑（裏熱）の反対で裏寒である。此の証は表寒は盛んだが、裏寒は微弱なので、強い表寒を温めて発散させるのが本方である」という。

▽三五四条

【読】 **若し其の人内に久寒ある者は、当帰回逆湯（四逆）加呉茱萸生姜湯に宜し。**

［解］ 若しその患者が、平素から腹内に寒冷の水毒がこもっているものならば、当帰四逆加呉茱萸生姜湯を用いると宜しい。

博昭翁は、前三五三条と本条を対比して、「此の条文で内に久寒有りと云っているのは、前条には内には久寒がなくて、新寒が外に在ったからである。呉茱萸、生姜を加えるのは、厥陰で、内外共に寒に傷られたのを治すものである」といっている。

▽三五五条 （十三字）

【読】 **大いに汗出ずるも、熱去らず、内拘急し、四肢疼み、又下利し、厥逆而《し》て悪寒する者は、回（四）逆湯**（以後同様に略記する）**之を主る。**

［解］ 太陽病に発汗剤を用い、或いは用いないのに多量に汗が出たが、尚も熱は下からず、陰証に陥《おち》いってしまい、津液が欠乏したので腹の中がひきつれ、四肢が痛み、陽明病を下したので下痢をし、手足が冷えて悪寒がするようになった。これは急に裏を救い温めるべきで、回逆湯（四逆湯）の主治である。

［コメント］　十三字詰条文で後人の註である。こういうこともあるのだろうか。博昭翁は、「此の条は太陽或いは陽明から厥陰に陥いる者を論じたのだ」という。

▽三五六条（十四字）

【読】大いに汗し、若《も》しくは大いに下利而《し》て厥冷する者は、回逆湯（四逆湯）之を主る。

［解］　太陽病を発汗したが適量でなく常法に反して大いに発汗させた。または陽明病を同様に大いに下した。その為津液が欠損し、裏が虚して厥冷になった。発汗、瀉下の方を誤ったので厥陰病に陥ち入ったのである。これには、四逆湯で主治するのがよい。

［コメント］　博昭翁は、「此の条は、前条にある腹内拘急、四肢疼等を省略しているのだ」という。

▽三五七条（十四字）

【読】病人手足厥冷し、脉乍《たちま》ち緊なる者は、邪結んで胸中に在り。心下満ちて煩し、飢えるも食すること能わざる者は、病胸中に在り、当に須らく之を吐すべし。瓜蒂散に宜し。

［解］　病人が手足が厥冷し厥陰病に似ているが、脈が微（三四一条）でもなく細絶せんと欲す（三五三条）などでもなく、ときどき緊脈になる。これは厥陰の正証ではない。胸中に寒実の邪が胸中に結滞しているのである。（博昭翁は、「そのため陽気が病邪に止められて四肢に到達できないので手足厥冷になるのだ」という。）それで心下が張って苦しく、空腹にはなるが食べることができない。これは病邪が胸中に詰まっているためで、瓜蒂散で吐かすのがよい。

［コメント］　これが吐方を行うべき病態で、胸といっているのは胃腸に当ると思われる。中神琴渓翁に倣って、精神疾患に用いたことがあった。しかし方剤が適当でなかったのか、うまくゆかなかった。

▽三五八条　（十四字）

【読】　傷寒、厥し、而して心下悸す。宜しく先ず水を治すべし。当に茯苓甘草湯を服すべし。却《かえっ》て其の厥を治せ。爾《しか》せざれば、水漬《すいし》胃に入り、必ず利を作《な》すなり。

［解］　傷寒で、手足が厥冷して前条と同様に寒実の病邪と水飲が胸中に併存しているものは心下で動悸がする。そのときは、先ずその水飲を治す治療をすべきである。それには茯苓甘草湯を飲むのがよい。そのあとで尚も手足が厥冷していれば、その厥冷を治すのがよい。そうしない

で先に厥冷だけを治そうとすると、胃腸が水漬し（水びたしになって）下痢することになる。

［コメント］　心下悸す者は水飲に因るものである。太陽病中篇末尾一三一条十三字に「太陽病、小便利す者は水を飲むこと多きを以て、必ず心下悸す――」とあることを、博昭翁がのべている。

▽三五九条（十四字）

【読】　傷寒六七日、大いに下して後、（傍註・寸）**脉沈にして遅、手足厥冷するは回逆湯を与う**（宋本には与回逆湯の四字無）。**下部の脉至らず、咽喉不利、膿血を唾し、泄利止まざる者は**（傍註・難治となす）。**麻黄升麻湯に属す**（宋本は之を主る）。

麻黄、升麻、當帰、知母、黄芩、萎蕤、芍薬、天門冬、桂枝、茯苓、甘草、石膏、白朮、乾姜。

［解］　傷寒で六、七日経てば、少陽から太陰に転じることもあるが、陽明裏実に変ったとみて大いに下したのであろう。その後陽証の浮であった寸脉が沈で遅となり、手足が冷えたのは、裏寒証に変ったのであるから回逆湯を与えるとよい。下部の脉というものは分らないが脉が発来せず触れない。咽喉不調で、膿血を吐き、下痢も止まない（傍註・これは難治である）。ではあるが麻黄麻黄湯の証に類する（宋本では主る）。

麻黄、升麻、当帰、知母、黄芩、萎蕤一に作菖蒲、芍薬、天門冬、桂枝、茯苓、甘草、石膏、白朮、乾姜、以下略。

[コメント] 中西深斎翁は、「此の条は衍文であろう。論と方も疑わしい。脈を寸といい下部といい、方は十四味もある。千金方の方を後人が加えたものか（傷寒論弁正）」とのべている。宗伯翁は、「此の方は方証相対せず、治し難しともいい仲景の方治ではない、麻黄升麻湯主之は衍文であろう」とのべている。

千金方、巻十、傷寒下篇には次のような、ほぼ同じ記載がある。「傷寒六七日、其の人大いに下して後、脉沈遅、手足厥逆、下部の脉至らず、咽喉不利、膿血を唾《は》き、泄利止まざるを治す難治と為《な》す。麻黄升麻湯方、（方は同、順番やや違）」と。

▽三六一条

【読】傷寒、本自《おのず》から寒下するに、医復た之を吐下し、寒格す。更に逆吐下したればなり。若し食口に入って即《そく》吐するは、乾姜黄芩黄連人参湯之を主る。

[解] 傷寒が、もとからの裏寒なので、下痢を用いないのに自然に下痢をした。それを医者が、裏熱による下痢と誤認して、更に吐剤や下剤を用いた。このような吐下の方は逆治である。そ

のため裏の寒と薬の力とが相争そう寒格になった。このように逆治の吐下をしたので食物を食べればすぐに吐くようになった。これには、乾姜黄芩黄連人参湯が主治をする。

［コメント］「傷寒、吐下の後、胃中虚冷して嘔吐する者は乾姜黄連黄芩人参湯の主る所。乾姜黄連黄芩人参湯方。乾姜、黄連、黄芩、人参四味。此の方――裏寒を温め、水飲を散ず」と博昭翁はのべている。

▽三六二条 （十三字）

【読】下利し、微熱有り、而渇《しこうして》し、脈弱なる者は、自から癒えしむ。

［解］博昭翁の解説に従って解釈する。「下痢していて自ら癒えるときの脈証である。下痢が癒《なお》ろうとするとき、反って微熱而《し》て渇すのである。小青竜湯に〝湯を服し已って渇す者は、此れ寒去り解せんと欲す也（注・四一条の傍註）〟とあるのと同じ意味である。脈弱というのは、寒の下利が重いときは脈遅、脈緊数であるが、今は脈弱で病が進行していないので、自《おのず》から癒ゆとは謂うがこれは適方の薬を用いれば癒えるということである」と。

［コメント］本条文以後、何条にも亘《わた》って、後人が下痢症の予後について論じている。現代の臨床への適応は不明だが、参考になるかと思って読んでみる。多分、昔は、感染症が重症になる

ことが多かったのであろう。

▽三六三条　（十三字）

【読】下利し、脉数、微熱有り、汗出ずるは、自ずから癒え令《し》む。設復《もしまた》緊なるは未だ解せずと為《な》す。

［解］前条と関連する論である。

下痢するのは陰証の徴候である。脈数は陽証の脈である。そして微熱があって汗が出るのも陽証の徴候である。

陰証だが、脈と徴候に陽証の候が出て来たので、自《おの》ずから癒えるというのであろう。

［コメント］弁脉法第一に、「脉大浮数動滑、此れを陽と名ずく也。――凡そ陰病にて陽脉を見《あらわ》す者は生く。陽病にて陰脉を見す者は死す」とあるのに基づく後人の註文であろう。

若しまた、脈緊ならば、熱邪が裏に実しているのだから、病は未だ解散しないであろう。

▽三六四条、三六五条、三六六条、夫々（十三字詰）省略

▽三六六条　（十三字）

【読】　下利し、脉沈弦なる者は下重するなり。脉大なる者は未だ止まずとなす。脉微弱数なる者は自ずから止まんと欲すとなす。発熱すると雖も死せず。

［解］　三六三条も下利についてであったが、此の条も下利を論じ、関連があるのかもしれない。下痢している陰の虚寒証で、脉が沈、弦で寒邪が重いので、下痢が重なるのであろう。脉大は止まないというのは分らない。

脉微弱数は、弱い表熱が回復しているから下痢が止みそうだというのであろうか。発熱するのは、元気が残っているから死なずというのであろうか。

［コメント］　後人の追論で、眞意が分らない。宗伯翁、博昭翁は、脈だけでは証は論じられないといって、解説していないが、なんとなく面白いので読んだ。

▽三六七条　（十三字）

【読】　下利清穀は表を攻むるべからず。汗出ずれば必ず脹満す。

[解]　表熱証と裏寒証が併存する併病には、先ず表証を治した後で、裏証を治療するのが普通の法則である。しかしながら、下痢してそれが完穀下痢（消化しない水様便）であったら、裏の寒邪が強く、病態が重症なのである。そのような場合は、例外だが先に表を攻めてはならない。発表剤で発汗させると、津液（体液）が損亡して裏が一層虚冷になり、脹満（腹満、腹痛）の重症になってしまう。

それでこういう時は、先に裏を救い、後に表が残ればそれを攻めるいわば先裏後表の治法を行うわけで、一般的法則に反する例外的場合があることを論じた。

[コメント]　陽明病二三〇条十四字に「脈浮に而《し》て遅は、表熱裏寒なり、下利清穀の者は回（四）逆湯之を主る」とあることと反対の場合である。後人の註を、博昭翁の解説を参考にして解釈した。

宋本は、本条と前の三六六条が、前後入れ変っている。以後の条文数条を省略する。

▽三七二条　（十三字）

【読】傷寒、下利日に十余行、脈反って実する者は死す。

[解]　傷寒で、日に十余行も下痢するのは重症で、脈は虚して微弱になるのが普通である。然る

にこの場合は、反って脈が実している。これは脈と証が相応していない現象である。こういう場合は、邪気が増々盛んで、精気が一層奪われるもので、甚しい悪候なので、死すといっているのである。

但これは陰証の場合で、若しも陽証の下痢で脈が実してくれば、むしろ佳兆である。

以上、博昭翁の解説を参考にした。

［コメント］此の条文は傷寒についての後人の論であるが、一般雑病でも相当する事実である。

筍庵の父は、晩年心不全になり、喘息様発作が時々起きた。或日強い発作が起きた。その時偶々大塚敬節先生が往診して下さった。そして診察の後云われた。「この脈をよくみておきな、身体は衰弱したのに、脈がこのように強い。これはよくない」と。父はその翌日逝去した。

▽三七三条（十四字）

【読】下利、清穀、裏寒外熱、汗出で而して厥す者は、通脉回（四）逆湯之を主る。

［解］食べた物が全く消化せず水様便になる完穀下痢で、腹中は冷えているが、体の外側（表）は熱している裏寒外熱になり、汗が出るが、手足は厥冷する。これは通脈回（四）逆湯の主治である。

［コメント］　後人の追論ではあるが、裏虚寒証の甚だしい病態と分る。経験はない。

裏寒外熱について、大塚敬節先生は、「この体表の熱は、太陽病表証の熱ではなく、下痢と発汗による体液の消耗で、裏が虚寒になり、為に精気が体外へ離脱しようとして熱状になったものであり、眞寒假熱というと解説されている。

▽三七四条　（十四字）

【読】　熱利下重する者は、白頭翁湯之を主る。

［解］　裏寒証ではなく、裏熱証の下痢で、裏急後重のしぶり腹は、白頭翁湯が主治する。

［コメント］　熱証の下痢である。大塚先生は、此の方は厥陰病篇には相応しないが、便宜上ここにおいたのであろうと、好意的にのべられている。としても分らない後人の追論である。

▽三七五条　（十三字）

【読】　下利し、腹張満し、身体疼痛する者は、先ず其の裏を温め、乃ち其の表を攻む。裏を温むるには回（四）逆湯に宜し。表を攻むるには桂枝湯に宜し。

［解］　下痢して、腹が膨満する。これは虚証で、裏が冷えて腸内ガスが停滞するからで、また身体疼痛は体表に熱邪がある表熱証である。

此れは裏寒外熱だが、裏寒が強いので先ず四逆散で裏を温めて、下痢が止ったら桂枝湯が表熱を除くのがよろしい。

［コメント］　三六七条と同様に、表熱証と裏寒証の併病であって、裏寒が強いので、一般的な治療法の先表後裏に反して先裏後表の治療を行う場合である。

後人の追論だが、参考になり、両方の条文を対にして読んだ。

▽三七六条（十三字）

【読】　下利して、水を飲まんと欲する者は、熱有るを以ての故なり。白頭翁湯之を主る。

［解］　下痢していて、口渇するので水を飲みたがる。これは（裏）に熱があるからである。白頭翁湯がこれは主治する。

［コメント］　裏熱で下利する証は、三七四条十四字詰に、「熱利下重の者は白頭翁湯之を主る」とあることに準じている。しかし、自利と口渇がある場合に裏寒証もある。少陰病篇二八五条十四字詰に「少陰病――自利而《し》て渇す者（傍註で少陰に属すなり）ともある。

下利、口渇だけでは寒熱の判断はできない。博昭翁は、「熱利は脈数で力があるが、裏寒外熱の下利は協熱利であって脈は微弱である。これで辨別すべきだ」とのべている。
何れでも、臨床上の価値は分らない。

▽三七七条（十三字）

【読】 下利し讝語する者は、燥屎有るなり。小承気湯に宜し。

［解］ 下痢をしていて、讝語があるのは裏熱実証で燥屎になっている。太陽病中篇一〇六条に「傷寒十三日解せず（傍註で過経し）、時に讝語する者は熱有るを以てなり。当に湯を以て之を下せ」とある。後人がこの条文を参照して追記したのであろう。

燥屎の有る陽明病であるが、他の症状が未だ具わらないので、とりあえず小承気湯を与え様子をみるとよろしいというのである。

［コメント］ 陽明の証が具わり、症状が劇しければ大承気湯証であろう。

そうして、下利には裏寒証があり、裏熱証もあることを、三陰病の厥陰病で、更めて確認した後人が、追論したものであろう。

▽三七八条　（十三字）

【読】下利したる後、更に煩し、之を按じるに心下濡なる者は虚煩となすなり。梔子豉湯に宜し。

［解］博昭翁の解説を参考にする。熱利が癒えた後、前からあった胸ぐるしさの煩が除かれず、更に甚しくなった。これは、病邪の主体は去ったが、余熱が内に潜伏した為である。ところが余熱の内伏で煩がある者は、心下鞕のはずだが、心下を按圧す此の場合は軟らかい。そこで、これは虚煩だからなのである。（注・虚煩とは胸隔内の気が虚して煩があるもの）。それには、梔子豉湯で解すとよろしい。

［コメント］梔子豉湯が虚煩を治すというのである。梔子が精神不安を安定することから何となく分る。しかし厥陰病篇に陽証の処方が有るのは分らない。陰証の末期には、類似の証が多発するのであろうか。

▽三八〇条　（十三字）

【読】嘔して脉弱、小便復《また》利し、微熱有るは回（四）逆湯之を主る。厥を見《あら》はす者は治し難し。

（注・原文は、「見㆑厥者難㆑治、回逆湯主㆑之」であるが、条文の意味がよく通じるように読んだ。）

［解］　下痢した後、脈弱で嘔があるのは、厥陰の嘔である。下利後は津液（体液）が減少しているから小便はよく出ないはずであるが、此の場合は小便が反ってよく出る。これは、生体機能の平衡バランスが崩れた現象であって悪候である。この時微熱があって、裏寒外熱していれば四逆湯或いは通脉四逆湯の主治になる。

この様な証で、未だ厥冷を見わさない者はまだなおる可能性があるが、已に厥冷を見わす者は津液枯竭して治し難いのである。

［注］　以上、宗伯翁、博昭翁の解説を参考に解釈したが、後人の追論ではある。

▽三八一条（十三字）

【読】乾嘔して涎沫を吐し、頭《かしら》痛む者は、呉茱萸湯之を主る。

［解］　吐出はしないが吐きそうにする。これは寒飲（水飲の寒証）であるから、涎沫・唾や胃液胆汁を吐く。そして頭痛がする。これは呉茱萸湯の主治である。

［コメント］　博昭翁の解説である。大塚先生は、こういうとき手足の厥冷があり、脉は沈遅が多いといわれる。

▽三八二条　（十三字）

【読】　嘔して発熱する者は、小柴胡湯之を主る。

［解］　前条の呉茱萸証に類似して嘔（はきけ）がする。そして、発熱がして明かな陽熱証である。太陽病下篇（結胸篇）一五四条に「傷寒五六日、嘔して発熱する者は、柴胡湯の証具《そな》わる」とあるように、これは小柴胡湯の主治であると、博昭翁が解説している。

［コメント］　前の二条文共に後人の追論で、これは陽熱証なのに何故厥陰病で論じられているかの意義は分らないが、臨床上参考になるので読んだ。

厥陰病　霍乱を辨ず

▽三八五条　(十二字)

【読】 問うて曰く、病に霍乱(宋本・なる者)有りとは何ぞや。答えて曰く、嘔吐して利す、**此れを霍乱と名ずく。**

[解]　後人の註であるが、霍乱という病の説明で、読んだ通りである。

▽三八六条　(十三字)

【読】 問うて曰く、病、発熱、頭痛し、**身疼み、**悪寒し、吐利する者は、此れ何の病に属するか。答えて曰く、**此れを霍乱と名ずく、**鸖乱(宋本は此の字無)は自ずから吐下し、又利止み、**復た発熱するなり。**

[解]　読みの通りである。鸖乱すると、自ずから起る吐下利のため体液が欠乏する結果、下痢が

止むが、再び虚熱を発する。

頭痛、悪寒、発熱、身疼は外症で、外邪による症状のようであり、嘔吐下痢は内症・内臓の症状・内傷である。実はこの内傷が基になって外症を現わしたのが霍乱である。

症状が厥陰病に似ているというのであろうか。

▽三八七条（十三字）

【読】傷寒・其の脉微濇（宋本・なる者）は、本、是れ霍乱なり。今、是れ傷寒（にて）、却って四五日に、陰経上に至り、陰に転入すれば、必ず利す。本嘔、下利する者は治す可《べ》からざるなり。以て大便せんと欲し、而《し》かも反って失気し、仍《すなわ》ち利せざるは、此れ陽明に属すなり。便、必ずや鞕きも、十三日に癒えん。然るゆえんの者は、経盡きる故なり。下利の後、当に便鞕かるべきに、則ち能く食す者は癒ゆ。今反って食すこと能わず、後、経中に到りて頗る能く食す。後、一経を過ぎて能く食し、之を過ぎて一日、当に癒ゆべし。癒えざる者は陽明に属さざるなり。

［解］　傷寒と思われる病が、傷寒ならば脈浮緊が一般的であるのに、その時脈が微濇なのはこれは本来が霍乱だからである。

ところが今、傷寒ならば、日を経て（却って）四五日もたてば、病邪は陽経から陰経上へ転じて陰証に変り、その結果（必ず）下痢になる。だが、本々始めから嘔気し、下痢するのは傷寒ではなくて霍乱であるからで、これは傷寒の治療をしてはならない。

ところが、便意を感じて排便しようとすると、放屁だけで大便を利さない（排泄しない）のは霍乱ではなくて、傷寒の陽明に属すのである。それならば、大便が必ず鞕いけれど、十三日で癒えるのである。なぜかというと、病邪は十二日で十二経を巡り尽すからである。（以上前半部）。

そのように陽明病は、下痢してそれが止んだ後で、大便が鞕くなるものであり、（そうなれば消化力の胃気が回復して）、食事が摂れるようになって、病が癒えるのである。（以上前半部）。

若し反って、食事が摂れなくても、病邪が次の経絡中へ到ってしまえば、食事が食べられるようになるものだ。

更に、邪が次の一経絡を過ぎて食事ができて、更に一日ぐらい経てば当然癒えるようになる。

若し、そうなった時にも癒えなかったなら、それは陽明病に属していなかったからである（以上後半部）。

［コメント］　霍乱は、傷寒ではないが、症状が似ているので、ここに記載されたらしい。

宗伯翁も博昭翁も、「霍乱は三陰三陽の外である。だが、証が傷寒に類似してるので、篇次したのである。故に此れは、金匱要略にゆずる」と云って解説を省略している。

しかし、十三字詰で、後人の追論ではあるが、力を込めて論じているようなので、つい我流ながら解釈してみた。

▽三八八条

【読】　吐利し、悪寒し、脉微にして復た利す。（傍註・利止むは亡血なればなり。）**回（四）逆加人参湯之を主る。**

［解］　嘔吐もし、下痢もし、裏が虚し寒を生じれば悪寒が起こる。脈は微で触れにくい、三八七条でいう霍乱の脈であって、更にまた下痢すれば、体液は益々損耗する。（傍註・そうなると下痢が止んでも体液欠乏の亡血になっている。）これは回（四）逆加人参湯の主治になる。

回逆加人参湯方　甘草、附子、乾姜、人参。

［コメント］　雑病で激しい下痢症のに応用できるであろう。

▽三八九条

【読】（傍註・霍乱）、**吐利し**（宋本に無し）、**頭痛、発熱、身疼痛、熱多く、水を飲まんと欲する者は、五苓散之を主る。寒多く、水を用いざる者は、理中丸之を主る。**

［解］　傍註はなくてもよい。嘔吐し下痢し、頭痛、発熱、身体痛等の表証があり、裏に熱があってのど乾きて水を飲みたがる者は、五苓散が主治し、裏に寒があるので水を欲しがらない者は、理中丸の主治である。

［コメント］　大塚先生の解説を参考にした。尚、五苓散証は口渇して水を飲むが尿が少く、理中丸証は水を飲まなくても尿がよく出る。

理中丸方及び方後の証、大塚先生の証などは拙著を参照されたい。

▽三九〇条

【読】　**吐利し、汗出で、発熱悪寒し、四肢拘急し、手足厥冷する者は、回（四）逆湯之を主る。**

［解］　嘔吐もし下痢もして、更に汗が出る。この発汗は精気が虚脱する現象である。こういうときの発熱、悪寒は、表熱の症状ではなく真寒假熱である。四肢のひきつれは、体液の欠損が甚

だしいため筋肉に異常が起るのである。このような病症で手足を厥冷（ひどく冷える）するものは、四逆湯の主治である。

［コメント］　宗伯翁も博昭翁も解説を省略している。大塚先生の解説に従って解釈したが、このような状況は、重態であろう。

▽三九一条

【読】　既に吐し、且つ利し、小便復た利し、而して大いに汗出で、下利清穀、内寒外熱、脈微に絶せんと欲する者は、回（四）逆湯（宋本は四逆湯、大塚先生は通脉四逆湯）**之を主る。**

［解］　前条の病状が更に増悪したものなのか、更に精しく述べたものなのかである。すでに嘔吐もし、下痢もして、体液が欠損しているはずであるのに小便がよく出て、汗もひどく出る。下痢は完穀下痢（食べた物が消化せず、水と共に出る）である。しかし体表に熱があり、裏は寒えている。これは眞寒假熱の証である。脉は微で触れにくく今にも途絶えそうである。これを康平本も宋本も回（四）逆湯としているが、本当は通脈四逆湯の主治である。（大塚先生の解説を参考にした。）

▽三九二条

【読】吐已《や》み、下断ち、汗出でて厥し、四肢拘急解せず、脉微絶せんと欲する者は、通脉回（四）逆加猪胆汁湯之を主る。

［解］前条より一層増悪したのであろうか、嘔吐も下痢も止んだ。これは病が治ったのではなくて、吐く力も下す力もなくなって止んだのである。汗は出るが冷汗で、精気・体力が脱出する様相である。全身の厥冷と四肢のひきつれはそのまま解消せず、脈はひどく弱まり触れにくい。既に危篤の状態で、もはや通脉回逆湯でも力が及ばないから、通脉回（四）逆加猪胆汁湯で主治するのである。

通脉回逆湯加猪胆汁湯方　甘草、乾姜、附子、猪胆汁。

［コメント］霍乱の最重症であろう。経験がない。

▽三九三条

【読】吐利し、発汗し、脉は平なのに、少しく煩する者は、新たに虚し（宋平は新に虚うを以て）て、穀気に勝《た》えざるが故なり。

［解］　霍乱がようやく回復してきた。嘔吐も下痢も発汗もしたが、共に止んだ。脈も平常の脈に復した。それなのに、このとき、少しむなぐるしく煩がある。これは、吐利発汗で体力が前より虚したため、胃気（消化力）が衰えていて、健常に回復していなかったのに、平常の食事（穀）を与えたからである。

以上大塚先生の解説を参考にして、解釈した。

陰陽易差後労復病を辨ず

▽三九四条　（十四字）

【読】　傷寒、陰陽易の病たる、其の人身体重く、少気し、小腹裏急し、或いは陰中に引いて拘攣し、熱上って胸を衝き、頭重く挙ぐるを欲せず、眼中花を生じ、膝脛拘急する者は、焼褌散之を主る。

［解］　博昭翁の解説を参考に解釈する。

傷寒とあるが、それが癒えてすぐ、陰陽といっている男女の交会をし、易といっている体の変調・改易になった。体が重く、息切れがし、下腹がひきつれ、陰部にひびいて痛む。熱が胸部へつき上るように熱くなり、頭重がひどくて頭を挙げられない。眼の中に火花が見える。膝から脛にかけてひきつれる。

こういう者には焼褌散が主治する。

［コメント］　こういうことも有るかとは思うが、愉快でない。

焼褌散の方もあるが省略する。

▽三九五条

【読】大病差えて後、労復する者は、枳実梔子湯之を主る。

［解］大病とは傷寒の他種々なる病症で、これが差えて略治したが、全治には至らず、気力、体力の回復が不充分だったのに、無理して労をし、病気が復活、再燃した時は、枳実梔子湯が主治をする。

方。枳実、梔子、豉、清漿水で煮る（略）滓を去り、温め分けて再服し、微しく汗に似たら令む。嵌註・若し宿食有れば、大黄（略）内れ之を服せば癒ゆ。

［コメント］労復に対する昔の対応法である。現今でも、参考にするとよい。

▽三九六条

【読】傷寒差えて後、更に発熱するは、小柴胡湯之を主る。

［解］読みの通り

［コメント］　臨床に応用するとよい。

▽三九七条

【読】 脉浮なる者は、少しく汗を以て之を解す。脉沈実の者は、少しく下して以て之を解す。

［解］　傷寒が略治した。しかし、全治しないうちに再発して発熱したときは小柴胡湯で主治すると前条で論じた。

このとき脈浮であれば、それは表熱証の復活だから発汗して解すのであるが、強く発汗してはならない。微弱な発汗をするのがよいのである。

若し、又、脉沈実（沈緊）ならば、裏実であるから、少し下して解すとよいであろう。

大塚先生の解では、汗を出すには桂枝湯がよく、下すには調胃承気湯がよい。少しとあるのは、大病後の考慮であるとのべられている。

▽三九八条

【読】 大病差えて後、腰より以下水気有る者は、牡蛎沢瀉散之を主る。

［解］　大病後に、他にはこと更な症状がなく、ただ、下半身の腰以下に浮腫が生じただけの者は、牡蛎沢瀉散の主治である。

牡蛎沢瀉散方　略

牡蛎、沢瀉、蜀漆、葶藶子、商陸根、海藻、括蔞根、略　散とし、方寸匕服し、小便利すれば後服を止む。

［コメント］　ふしぎな処方だと思う。蜀漆、葶藶子、商陸根、何れも利尿剤なのだろうか。

▽三九九条

【読】　大病差えて後、喜唾久しく了々たらざるは（傍註・胸上に寒有り、当に丸薬を以て之を温むべし）。**理中丸に宜し。**

［解］　大病が略治した後、薄い唾液が止めどなく出て、気分がわるくさっぱりしないのは、（傍註・胃部に寒があり冷えているのだから温めるとよい。）理中丸を用いると宜しい。

［コメント］　大病後に限らず、多くは虚証で、薄い唾液が出て止まないものに、人参湯がよいと、大塚先生から漢方初歩の頃教わった。症例もある。

▽四〇〇条

【読】傷寒解して後、虚羸《るい》し、少気し、逆し（宋本・気逆し）、吐せんと欲するは、竹葉石膏湯之を主る。

［解］博昭翁は、前条（人参丸）は病後の虚寒であり、此の条は病後の虚熱の論だという。傷寒は治ったがその後、気力、体力が衰えて、息苦しい少気（呼吸浅表）であり、気が逆して突き上る感じで吐きそうになる者は、竹葉石膏湯の主治である。

竹葉石膏湯方

竹葉、石膏、半夏、麥門冬、人参、甘草、粳米

［コメント］竹葉石膏湯は金匱要略の麥門冬湯に竹葉、石膏が加わったような処方である。傷寒の感冒に時として起る証で、口渇を伴ない。息切れ、心下痞して嘔吐したり、不眠、多夢等を伴なうものである。症例もある。

▽四〇一条（十四字）

【読】病人、脉已《すで》に解し、而《しか》も日暮に微煩するは、病新たに差えるを以て、人強いて穀を与え

るに、脾胃の気尚弱く、穀を消すことあたはざる故に微煩せしむなり。穀を損ずれば則ち癒ゆ。

［解］　病人が、病気の際の脈（浮脈、緊脈など）がすでに去り、体調はほぼ平常になった。しかし、平素ならば落ちついているはずの夕暮れどきに微煩が出る。これは、病気が癒えたばかりのときに、他人が体力回復を計り、栄養をつけようとして、無理に食物（穀）を与えたので、そのとき弱った脾胃の気（消化力）がまだ回復していないので、食べた物を消化出来ず、その為微煩になったのである。食べる者を損じ減らせば、漸次消化出来るようになり、薬を用いなくても、胃腸の消化力が回復して、微煩が癒えるであろう。

［コメント］　これは元々の原文ではなく、後人が本篇の結語として追論したものであろう。十四字詰の文章である。後人の追論でしめくくった。

宋版傷寒論は此の後、「発汗す可からざる病の脈証、并びに治を弁ず」から「発汗吐下後の病の脈証并びに治を弁ず」迄の八篇がある。

康平傷寒論にはこれらの篇がない。これらは後人の追記なのであろう。その代り、次の後記がある。

凡そ療治の方には奇と恒の理奥有り。毒薬の化機、又経旨の所秘多し、方を伝える文字伝法―三十六文字不明―中之を学ぶ。先ず家伝の論説を講じ、而る後？·四部の教習をせしむべきなり。

康平三年二月十七日

侍医　丹波雅忠

貞和二年十二月十五日　家秘の説を以て典薬権助畢に授く　和気朝臣嗣成

（南山蔭士山秋五徂謹書）

注・康平三年は西暦一〇六〇年、平安朝。後冷泉天皇。貞和二年は西暦一三六四年、南北朝・後村上天皇。

平成二十六年十一月五日（水）　読了

十一月二十九日（土）　再読了

あとがき

長い歳月を、漢方一途で過して来た（と思っている）。

その間、常に身近に在ったのが傷寒論だった。

初めて傷寒論を読んだのは、医学生時代の夏休みで、一人で読んだ。この時の本は、小原蘭峡の訂字標註傷寒論の古書だった。この書は、戦後、医学校へ入学した数日後に、大塚敬節先生へ報告と御挨拶に伺った時、大変に喜ばれた先生から贈与された善本である。爾来、大切に大切に保管してある。

そのあとで読んだのは、康平傷寒論で、昭和の初期に、大塚先生が再現され、翻刻された活版印刷の和装本だった。此の本は、父が大塚先生から寄贈されたものだったので、これも大切に読んだ。今、どちらも、筍庵の宝物である。

その後、何時の頃からだったか記憶を無くしたが、ツムラが大塚先生の覆刻本を、洋装にして再版してくれた。眞に幸いだった。この本を専ら年中読んで書き込みをした。今や充満し、包装も傷んだ（もう一冊ある同じテキストは、手を付けず大切に保存してある）。

中国の唐時代に、孫思邈が編著した千金翼方の九・十巻は傷寒を論じた篇である。これは、宋時代に再編された宋版傷寒論より古い時代の傷寒論の古本から引用されているはずであるが、文意の疑問、不明、文意反対と思われる記事がある。その時、康平傷寒論の相対する個所を読むと、其所の文意がよく分る。

このことは、唐の時代に残存していた傷寒論に、疎誤、疎漏が在ったのか、千金翼方に引き写す際にそうなったのかは分らない。だが今、康平傷寒論のお陰で、張仲景の編著時の主旨がよく伝えられていると思う。

〔著者略歴〕

山田 光胤（やまだ・てるたね）

本名 照胤（てるたね） 号 筍庵（じゅんあん）

大正13年、東京生まれ。昭和26年、東京医科大学卒業。医学博士。漢方医学は医学生時代から、後に岳父となった大塚敬節先生について学ぶ。昭和32年、日本最初の漢方医療施設・医療法人金匱会・中将湯ビル診療所の創立時より勤務し、爾来漢方ひとすじ。所長を経て、現在名誉所長・理事長（金匱会診療所と改称）。日本東洋医学会・理事・会長、第40回学術総会会頭、第6回国際東洋医学会会頭、第60回日本東洋医学会学術総会名誉会頭等を歴任し、現在名誉会員。

傷寒論がわかる **筍庵の康平傷寒論**

2015年4月27日 第1刷発行

著　者 山田 光胤

発行者 谷口 直良

発行所 ㈱たにぐち書店

〒171-0014 東京都豊島区池袋2−69−10

TEL. 03−3980−5536 FAX. 03−3590−3630

http://t-shoten.com http://toyoigaku.com

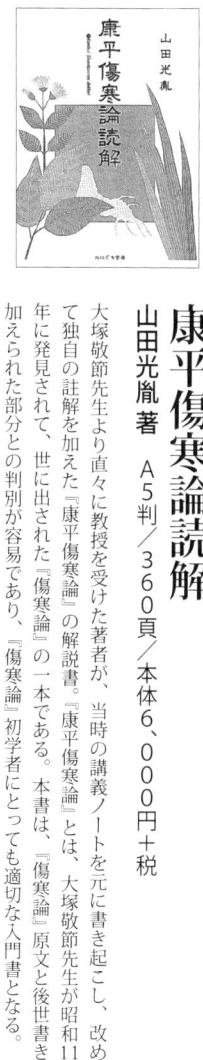

康平傷寒論読解

山田光胤 著　Ａ５判／３６０頁／本体６、０００円＋税

大塚敬節先生より直々に教授を受けた著者が、当時の講義ノートを元に書き起こし、改めて独自の註解を加えた『康平傷寒論』の解説書。『康平傷寒論』とは、大塚敬節先生が昭和11年に発見されて、世に出された『傷寒論』の一本である。本書は、『傷寒論』原文と後世書き加えられた部分との判別が容易であり、『傷寒論』初学者にとっても適切な入門書となる。

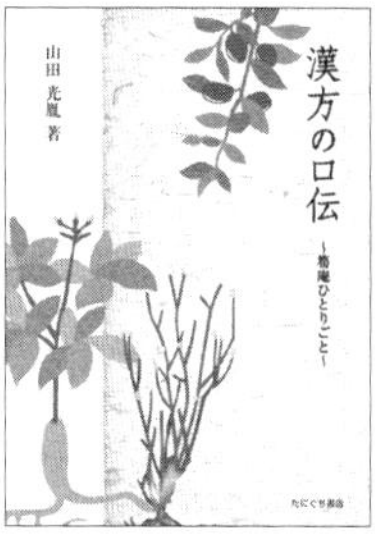

漢方の口伝 〜筍庵ひとりごと〜

山田光胤 著　Ａ５判／４４８頁／本体５、０００円＋税

山田光胤先生が『月刊漢方療法』創刊２号から13年に亘り毎月連載している巻頭コラム「筍庵ひとりごと」132回分を、「口訣集」「日本漢方史」「随想集」に分けて再編集。大塚敬節先生に師事し、現在の日本漢方界を主導する先生が後進のために伝えたい口伝に加え、現在に至る来し方と日々の想いを纏めた必読の一書。

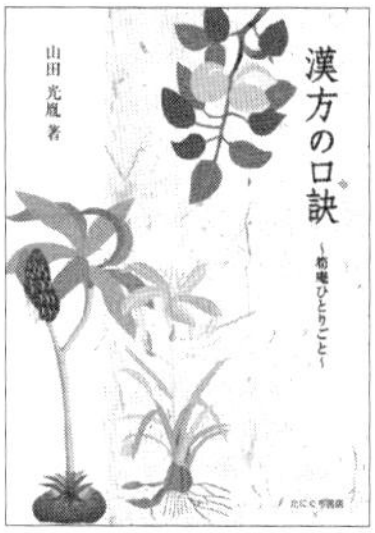

漢方の口訣 〜筍庵ひとりごと〜

山田光胤 著　Ａ５判／１９２頁／本体３、５００円＋税

大塚敬節先生に師事、現在の日本漢方界を主導する山田光胤先生が『月刊漢方療法』に連載されている巻頭コラム「筍庵ひとりごと」２００９年から２０１４年に至る66回分をまとめたものである。日本漢方の臨床・研究に欠かせない必読の書。

お申し込み・お問い合せ

たにぐち書店　TEL. 03 − 3980 − 5536　FAX. 03 − 3590 − 3630
http://t-shoten.com　http://toyoigaku.com